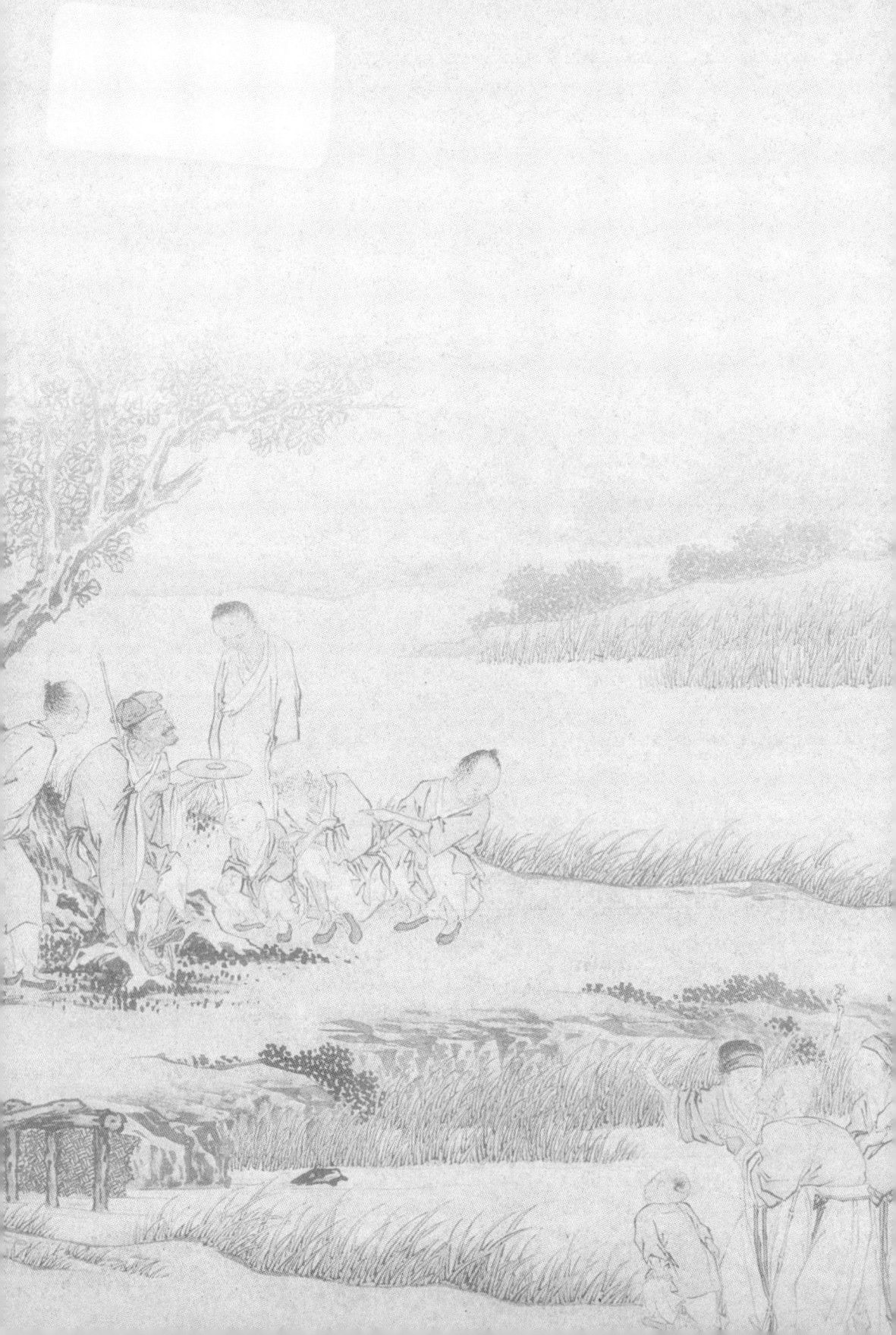

国医大师朱良春倾力推荐

易记易诵

中医三字经

汪 济 ◎ 编著

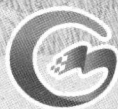

贵州出版集团
Guizhou Publishing Group
贵州科技出版社

图书在版编目（CIP）数据

易记易诵中医三字经 / 汪济编著. —贵阳:贵州
科技出版社,2014.6（2025.1重印）

ISBN 978 – 7 – 5532 – 0198 – 6

Ⅰ.①易…　Ⅱ.①汪…　Ⅲ.①中医学—普及读物
Ⅳ.①R2 – 49

中国版本图书馆 CIP 数据核字(2014)第 068836 号

出版发行	贵州出版集团　贵州科技出版社	
地　　址	贵阳市中华北路 289 号　邮政编码:550004	
印　　刷	北京兰星球彩色印刷有限公司	
规　　格	787mm×1092mm　1/16	
字　　数	197 千字	
印　　张	13.75	
版　　次	2014 年 6 月第 1 版	
印　　次	2025 年 1 月第 2 次 印 刷	
书　　号	ISBN 978 – 7 – 5532 – 0198 – 6	
定　　价	79.00元	

三字经 为南宋 陈氏著 迄今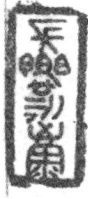

仍流传 全国 并选 详章述 深入浅

初学者 诵读欢 歧责本 广弘扬

仍流见及撰著「新编千逐三字

经，空面周全他承弘扬，首刊

初孙子善于贺也。

九五夏朱云龙

序 1

余承家技,弱冠习医,于兹二十五年矣!每读陈修园《医学三字经》,辄叹其过于简略,未尽岐黄之意。乃参阅中医高校教材,将其扩而充之,并增添基础理论与中药。以其源于陈氏,故拟名为《新编中医三字经》。

余撰斯书,历时五载,易稿三次,最后经家严汪洋老中医润色审定乃成。值此振兴中医之际,聊作抛砖引玉之举,使初习中医者能提纲挈领、易记易诵,诚吾愿也。

汪 济

一九八八年冬序于潜山青楼卫生院

序 2

　　三十年前的今天,我以中医高校教材为基础,将中医药史、基础理论、伤寒、温病、内科、妇科、儿科及中药等编成三字一句的歌诀,同时附上注文和方剂,以利读者对正文的理解。因为采取的是清代名医陈修园《医学三字经》的形式,故将其命名为《新编中医三字经》。一九八九年,《新编中医三字经》首次在贵州人民出版社出版。一九九一年,我在该书原有的基础上,增加了外科部分及相应的附方,由贵州科技出版社出版了该书的增订本。二零零二年,我对原书的内容重新进行了修订,并根据实际需要,增加了一些新的病种和内容,作为《新编中医三字经》修订本,再次由贵州科技出版社出版。

　　三年前,贵州科技出版社与我商量,准备将该书再版,我便再一次对其进行了认真的审读和修正。现在该书已是理法方药均有、内外妇儿俱全的科普读物。既便于中医临床与教学的参考,也有利于初学中医者易记易诵,故而将其更名为《易记易诵中医三字经》。

　　这里特别一提的是:当我将拙作呈当代中医界泰斗朱良春老先生审阅并请其斧正时,朱师欣然命笔为文,以示鼓励。这既是对拙作的褒奖,更是对后学的提携。在此,我特向年近百岁的朱老先生致以衷心的谢意!

汪　济

二零一四年初夏序于安徽省潜山县中医院

目 录

1

2

第一卷

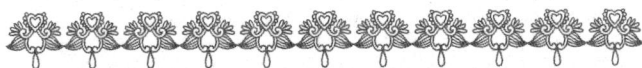

医 学 史

医之始,本岐黄;《灵枢》作,《素问》昌。

《黄帝内经》是我国现存最早的一部较系统的医学经典著作。该书分《素问》与《灵枢》两部分,以岐伯与黄帝相互问答的形式阐述了人与天地相应、阴阳五行、脏腑经络、病因病机及诊断治则等理论原理,从而奠定了中医学的理论基础。

《难经》出,更洋洋;释医经,充脉象。

洋洋,盛大之意。《难经》相传为扁鹊所著。它不仅解释和发挥了《黄帝内经》的内容,而且有新的补充,特别是在脉学方面。

《本草经》,药物彰;分三品,论述详。

《神农本草经》载药365种,分上、中、下三品,并概述了药物学理论,是我国现存最早的一部药物专著。

东汉末,医圣张;《伤寒论》,六经倡;《金匮》旨,杂病方。

东汉末年,名医张仲景强调辨证论治,倡导伤寒六经辨证、杂病脏腑辨证。所著《伤寒杂病论》经晋代王叔和与宋代林亿等整理成《伤寒论》和《金匮要略》两部书。

又华佗,外科扬;麻沸散,剖肌肠。

东汉末年另一位名医华佗,医学精通,特别擅长外科,首创麻沸散作为外科手术的麻醉剂。

晋叔和,《脉经》明;存经典,是功臣。

晋代王叔和著《脉经》,使脉学系统化;并收集和整理了《伤寒论》,使之流传后世。

皇甫谧,针灸精;撰专书,《甲乙经》。

皇甫谧精通针灸,所著《针灸甲乙经》是我国最早的针灸专著。

葛洪著,《肘后》珍;方简便,效验灵。

葛洪著《肘后备急方》,所收之方具有简、便、廉、验的特点。

南梁时,陶弘景;《本草注》,药倍增。

南朝梁时陶弘景著《神农本草经集注》,载药730种,订正和新增了魏晋以来的许多药物。

至隋代,巢元方;《病源论》,证候详。

隋代巢元方等编著《诸病源候论》,阐述了各科疾病的病源、症状及诊断等内容。

李唐时,《千金》双;孙思邈,医德倡;王焘著,《外台》藏。

唐代名医孙思邈著《千金要方》和《千金翼方》,论述了各科疾病的医治,并力倡医德。王焘著《外台秘要》,集方 6 000 余首,先论后方,实为临床重要参考书。

《唐本草》,苏敬审;集体编,药典称。

苏敬主编的《新修本草》载药 844 种,为我国第一部国家药典。

宋钱乙,儿科精;《直诀》书,医痘惊。

宋代儿科名医钱乙所著《小儿药证直诀》,对麻、痘、惊风等均有创见,对儿科贡献很大。

专妇科,陈自明;妇大全,《良方》名。

妇科专家陈自明所著《妇人大全良方》,有论有方,对妇产科作了全面的论述。

陈无择,《三因论》;病因学,内外寻。

陈无择所著《三因极一病证方论》,把复杂的病因概括为内因、外因和不内外因三类。

法医学,宋慈斟;《洗冤录》,精而明。

法医学家宋慈所著的《洗冤集录》是我国最早的法医学专著。

王惟一,著《图经》;重针灸,铸铜人。

针灸专家王惟一著《新铸铜人腧穴针灸图经》,他主持铸造的两座针灸铜人是我国针灸史上最早的针灸模型。

唐慎微,药物增;著《证类》,存诸经。

唐慎微著的《证类本草》载药 1 558 种,广泛收辑了历代诸家本草文献,使其内容得以保存。

金元时,四家扩;各千秋,开新河。

金元四大学派:刘河间的寒凉派、张子和的攻下派、李东垣的补土派、朱丹溪的滋阴派,在医学史上有着承前启后、开辟新径的作用。

刘河间,专主火;遵经旨,寒凉药;《保命集》,《宣明》作。

刘河间着重阐发火热致病的理论,力倡用寒凉药以制火热。著有《素问病机气宜保命集》《宣明论方》《素问玄机原病式》等书。

张子和,主攻破;汗吐下,《事亲》说;中病良,勿太过。

张子和善用汗、吐、下三法驱邪,谓病去人安。但用药时应中病即止,不宜太过伤正。著有《儒门事亲》等书。

李东垣,温补多;重《脾胃》,善《辨惑》;升阳气,补中弱;甘温法,能除热。

李东垣强调脾胃的重要性,善用温补之法。同时主张用升举阳气、甘温除热的治疗原则以扶正祛邪。著有《脾胃论》、《内外伤辨惑论》、《兰室秘藏》等书。

朱丹溪,倡相火;阴不足,阳常过;杂病法,四字约:气血探,痰郁索;《格致余》,《心法》博。

朱丹溪首倡相火论,认为阳常有余,阴常不足。其治杂病多从气、血、痰、郁四字着手。著有《格致余论》《丹溪心法》等书。

至大明,李时珍;扩本草,《纲目》兴;著《脉学》,说《奇经》。

明代李时珍所著《本草纲目》,载药 1 892 种,对药物学的发展作出了巨大贡献。还著有《濒湖脉学》《奇经八脉考》等书。

王肯堂,著《准绳》;内容广,条理明。

王肯堂所著《证治准绳》,内容丰富,条理分明。

杨继洲,法前人;针灸学,集《大成》。

杨继洲集前人成就,著《针灸大成》一书,对针灸学贡献很大。

陈实功,外科精;《正宗》书,疮疡凭。

陈实功著《外科正宗》,对外科贡献很大。

李中梓,《知要》存;《必读》书,提纲领。

李中梓所著《内经知要》《医宗必读》,以简明扼要、提纲挈领见称。

张景岳,重补温;著《全书》,撰《类经》。

张景岳治病着重温补,著有《景岳全书》《类经》等书。

武之望,妇科长;《济阴》著,纲目张。

武之望擅长妇科,他将王肯堂的《女科证治准绳》重加编次,著成《济阴纲目》。该书纲举目张,易于阅读,且便于临证应用。

傅青主,《女科》详;经带产,创新方。

傅青主所著《傅青主女科》一书,阐述了妇科的生理病理及常见病证,并创制了不少切合实用的新方,对妇科很有贡献。

吴又可,《温疫论》;戾气说,启后生。

吴又可认为温疫乃"戾气"所引起,是从口鼻传入的。所著《温疫论》对清代温病学的发展影响很大。

至清代,温病兴;与伤寒,相辅成。叶天士,《温热论》;吴鞠通,《条辨》分;薛生白,《湿热病》;王孟英,《经纬》云。

清代温病学说蓬勃发展,与伤寒学说成为外感热病的两大内容。叶天士在《温热论》中确立了卫气营血为温病的辨证方法。吴鞠通著《温病条辨》,提出温病用三焦辨证的方法。薛生白著的《湿热病篇》和王孟英著的《温热经纬》,对丰富温病学说的内容均有一定贡献。

尊《伤寒》,有柯琴,俞嘉言,尤在泾,张隐庵,徐大椿。

清代有不少人研究《伤寒论》,柯琴著《伤寒来苏集》,俞嘉言著《伤寒尚论篇》,尤在泾著《伤寒贯珠集》,张隐庵著《伤寒论集注》,徐大椿著《伤寒论类方》。

著《拾遗》,赵学敏;补前贤,新药增。

赵学敏著《本草纲目拾遗》,载药 921 种。他改正了《本草纲目》中的错误记述,并增添了许多新药。

方剂学,汪昂兴;《医方解》,《歌诀》咏。

汪昂著《医方集解》和《汤头歌诀》,对方剂学的发展有一定贡献。

《心悟》著,程钟龄;阐八法,确而精。

程钟龄著《医学心悟》,主张以汗、吐、下、和、温、清、消、补八法统方。

吴谦纂,《金鉴》生;内容丰,简要明。

吴谦等编纂的《医宗金鉴》,内容丰富,简明扼要,切合实用。

陈修园,古经尊;启医蒙,《三字经》。

陈修园尊古颂经,其著作以浅易简要为特点,对中医学的普及起了很大作用。《医学三字经》堪称中医启蒙之书。

著《改错》,王清任;重解剖,论血精;逐瘀方,具匠心。

王清任重视解剖,著有《医林改错》一书,其对瘀血证治有独特的经验。

西学入,在晚清;汇通派,应运生;长补短,相印证。唐容川,《血证论》;著《约纂》,朱沛文;《见智录》,铁樵斟;《衷中录》,张锡纯。

晚清时,随着西洋医学的传入,从而产生了中西汇通派。他们试图将中西医理相互印证,取长补短,以促进祖国医学的发展。其代表人物及著作有:唐容川著《血证论》,朱沛文著《华洋脏象约纂》,恽铁樵著《群经见智录》,张锡纯著《医学衷中参西录》等。

第二卷

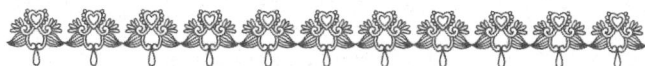

基础理论

医之道，阴阳已；既统一，又对立；相制约，转化机；阴阳平，即无疾。

阴阳是事物的两种属性，是对立统一的两个方面。它们不但相互对立、相互制约，而且相互依存、相互为用，在一定的条件下又能相互转化。人之有形，不离阴阳。健康是阴阳相对协调的表现，疾病则是阴阳失调所致。"医道虽繁，可一言而蔽之：曰阴阳而已。"

论五行，承制凭；制约克，相资生；克太过，为相乘；若反克，相侮称。

五行学说就是用木、火、土、金、水五种物质为代表，并以五者之间生克乘侮的关系来阐述事物复杂的变化。生是相互资生，克是相互制约，乘是相克太过，侮是反克。生克乃生理现象，乘侮乃病理表现。

两学说，阐生理，明诊断，究病机，定治则，审药宜。

阴阳五行学说在中医学上应用广泛，是中医理论的基础。用它们可以说明人体结构、生理功能、病理机转，并能指导诊断，确定治则和归纳药物性能。

脏象学，是核心；腑传化，脏藏精。

脏象是研究脏腑的生理、病理及其相互关系的学说，是中医基础理论的核心。心、肝、脾、肺、肾为五脏，其功能是藏精气；小肠、胆、胃、大肠、膀胱和三焦为六腑，其功能是受纳和消化水谷、吸收精微、排泄糟粕。

心为君，出神明；主血脉，舌面行。小肠络，清浊分。

心为生命活动的主宰，是精神意识和思维活动的中心，为推动血液运行的动力。它开窍于舌，其华在面，在体合脉，与小肠相表里。小肠的功能是消化食物，吸收精微，分清泌浊。

肝藏血，主疏泄，开窍目，情志协；华在爪，主筋节。胆相连，主断决。

肝贮藏血液、调节神志、协助脾胃消化；开窍于目，主筋，其华在爪，与胆相表里。胆的功能是贮藏和排泄胆汁，主决断。

脾统血，司运化；主四肢，唇肉华。胃仓廪，水谷纳。

脾运化水谷精微和水湿之气，并统摄血液，主四肢和肌肉；开窍于口，其荣在唇，与胃相表里。胃的功能是受纳和腐熟水谷。

肺主气,通水道;开窍鼻,合皮毛;宜宣发,肃降好。大肠腑,糟粕消。

肺主气,司呼吸,朝百脉,宣发肃降,通调水道;开窍于鼻,外合皮毛,与大肠相表里。大肠的功能是回收水分、排出粪便。

肾藏精,水液衡,主骨髓,华发生;开窍耳,合二阴。膀胱尿,气化津。

肾藏精,为发育、生殖之源,在水液代谢过程中起着极其重要的作用,又主骨、生髓;其华在发,开窍于耳及前后二阴,与膀胱相表里。膀胱的功能是贮存津液、排泄小便。

心包络,代心君。三焦者,气水蒸;雾沤渎,纳化行。

心包络为心之外膜,多代心受邪,与三焦相表里。三焦总的功能是主持诸气、通调水道。上焦受纳并敷布水谷之气,如雾;中焦腐熟水谷,如沤;下焦泌清泄浊,如渎。

奇恒腑,脑髓盛,骨脉胆,女胞云。

奇恒之腑,形似腑,功能似脏,包括脑、髓、骨、脉、胆、女子胞。脑为髓海,髓养骨,脉为血腑,胆藏精汁,女子胞主月经和妊娠。

脏腑间,依制存;水火异,心肾分;气与血,肺心生;先后天,脾和肾;水涵木,乙癸恒。

脏腑间虽各司其职,但又相互依赖、相互制约。心属火,肾属水,心肾相交,才能维持正常的生理活动。心主血,肺主气,气为血帅,血为气母,二者相互为用。肾为先天,脾为后天,肾精赖后天不断滋生,脾需肾阳的温煦才能发挥其健运功能。肝为乙木藏血,肾为癸水藏精;精血互生,同盛同衰。

精气神,命之根;相依存,不可分。

精、气、神为生命之根。精为神宅,又为气母,有精则有神。精、气、神三位一体,不可分离。

生即来,谓之精;赖饮食,常滋生;中焦化,赤血成;津液布,汗溺匀;精血充,五脏宁。

精与生俱来,禀受于先天;既生之后,赖饮食精微而不断滋生,为生命的基础。血为水谷精微所化,行于脉中,营养全身。津液亦为水谷所化,温肌充肤、濡窍补髓,出于腠理是为汗,下达膀胱即为尿。精充血足,津液平衡,则五脏安和。

营卫气,源中焦;合大气,宗气朝;加原气,真气号。

营卫之气生于水谷,源于中焦。卫行脉外,温肌固表;营行脉中,化生血液。二者与吸入之大气积于胸中司呼吸、贯心脉,是为宗气。原气发源于肾,与宗气相合以维持生命,是为真气。

经络者,如网络;纵干经,分支络;奇经八,正十二;连脏腑,表里合;气血路,运行河;内外传,疾病作。

纵行的干线为经,经的分支为络。经分正经十二:手太阴肺经、手少阴心经、手厥阴心包经、足太阴脾经、足少阴肾经、足厥阴肝经、手太阳小肠经、手阳明大肠经、手少阳三焦经、足太阳膀胱经、足阳明胃经、足少阳胆经。奇经八:任、督、冲、带、阳跷、阴跷、阳维、阴维。经络是运行气血的通路,在生理上是联系内外上下和通行气血,在病理上则成为疾病传变的途径。

病因学,三因殊;邪所凑,气必虚。

病因学将病因分为内因、外因和不内外因三种。其发病机理,正气不足是疾病发生的主要因素,外邪只是构成发病的重要条件,所谓"邪之所凑,其气必虚"。

外六淫,风寒暑,湿燥火,相染疫。

外因为风、寒、暑、湿、燥、火六淫之邪,其致病与季节有关。而疫邪更易使人致病。

风善动,无定居,百病长,阳经始。

风为春天主气,善行而数变,为百病之长。其袭人首先犯表,常自阳经及上部始。

寒阴邪,伤阳气,主诸痛,筋拘急。

寒为冬天主气,主痛,主收引,又为阴邪,易伤人阳气。其袭人,则筋脉拘急而痛。

暑与火,主升散,耗气津,由多汗;暑夹湿,治必谙;火热炎,肺阴残。

暑与火为夏天主气,属阳邪,主升主散。暑热伤人,腠理开而多汗,致伤津耗气;暑多夹湿,治宜兼顾。火性上炎,易伤肺损液。

湿腻滞,困倦躯,性缠绵,病难愈。

湿为长夏主气,为阴邪,易伤人阳气,其性重浊腻滞,为病多缠绵难愈。

燥伤津,干涸枯,唇口裂,肺阴虚。

燥为秋天主气,其性干枯,易伤津液、损肺阴,致鼻燥口干而唇裂。

内七情,伤五脏:怒伤肝,心喜狂,脾忧思,肺悲伤,惊恐发,肾遭殃。

内因致病乃喜、怒、忧、思、悲、恐、惊七种情志波动过于激烈,导致疾病发生。大怒伤肝,则肝气上逆;暴喜过度,则心气涣散;忧思过度,则脾气郁结;悲伤过度,则肺气抑郁;大惊卒恐,则肾气内损。

不内外,有多样:食不节,偏嗜尝;劳逸过,房室戕;蛇虫咬,金刃伤。

饮食不节、饥饱失宜、偏嗜太过、劳逸过度、房劳内伤及各种外伤,均属不内外因致病。

论病理,阴阳胜;表里位,寒热性;精夺虚,邪实盛。

阴阳的偏盛偏衰是人体病理总的反映。表里是指病变的部位,寒热是指病变的性质,虚实是指邪正的消长。表、实、热属阳;里、虚、寒属阴。

五脏证,生理寻:心血异,神志昏;肝抑郁,气逆横;脾肿满,消化停;肺失司,气水淫;肾水病,妨衍生。腑碍化,清浊混。

脏腑的病理乃是其生理异常的表现。心的病理主要表现在血脉和神志方面的异常。肝的病理主要表现在情志、血液和气机方面的异常。脾的病理主要表现在运化不健导致的水湿停留、消化障碍及血难统摄方面的异常。肺的病理主要表现在水液代谢的障碍和呼吸功能的异常。肾的病理主要表现在生殖机能和水液代谢方面的异常。六腑的病理主要表现在消化功能和水液代谢的失常。

诊断法,四字谱:望闻毕,问切参。

望、闻、问、切四诊必须合参,才能全面地了解病情,作出正确诊断。

望神色,荣枯瞻;分五彩,气现面。

望神色主要是看面部的气色和精神意识。五脏安和则气血旺盛、神采奕奕、明润光泽;反之,则神夭色败、晦暗枯槁。前贤将青、赤、黄、白、黑五色分属五脏,作为辨色的纲领。

青风痛,赤热炎,黄为湿,白虚寒,黑主水,痛寒兼。

青属肝,主风、寒、痛及惊风。赤属心,主热。黄属脾,主湿。白属肺,主虚、寒及脱血夺气。黑属肾,主水、寒、痛。

辨舌质,红绛热;淡胖虚,燥津缺。

舌质深红或绛或紫者为热;色淡、舌体胖嫩者为虚为寒;舌干为津伤。

苔白寒,主表邪;里热黄,危病黑;腻因湿,津伤裂;形体态,总判决。

白苔主风寒湿邪及表证。黄苔主里、阳明热邪及邪在气分。黑苔多主危重。腻苔主湿。黄苔燥裂起刺及黑苔燥裂、芒刺高起,均是热甚津伤。故察舌应全面视其苔质以综合分析。

闻声音,虚实别;嗅气味,寒与热;言咳呕,呼吸呃;识高低,轻重得。

闻诊包括闻声音和嗅气味来区别寒热阴阳。凡声高、重浊、气粗、势猛、呃声高而短者为热为阳;反之为阴为寒。嗅气味则包括闻口气、汗气、鼻气、身气等。如失血病可闻到血腥,口出酸腐气多为宿食停滞。

十问歌,要点举:一寒热,二汗出,三头身,四便区,五饮食,六胸腹,七耳目,八渴不,九旧病,十因述;又妇人,经带殊;问小儿,花麻否。

前贤将问诊要点编成十问歌:" 一问寒热二问汗, 三问头身四问便,五问饮食六问胸,七聋八渴俱当辨,九问旧病十问因,再兼服药参机变;妇人尤必问经期,迟速闭崩皆可见;再添片语告儿科,天花麻疹全占验。"

切诊法,脉与按;取寸口,分部探。

切诊包括脉诊与按诊。脉诊是诊察寸口脉搏的变化。左手寸、关、尺分别候心、肝、肾;右手寸、关、尺分别候肺、脾、命门。

胃神根,平脉见;廿八种,病脉现;八纲脉,统诸全。

脉来从容和缓,节律一致,沉取不绝为有胃气、有神和有根。有胃、神、根者为平脉。病象脉有二十八种:浮、沉、迟、数、滑、涩、虚、实、洪、紧、缓、细、弱、芤、革、牢、伏、散、濡、微、弦、大、动、促、结、代、长、短。一般以前八种脉为纲来统率诸脉。

浮轻取，表邪干；沉里证，须重按；迟脉慢，主病寒；数脉快，邪热煎；虚不足，无力传；实有余，脉坚满；滑痰食，珠走盘；涩精少，往来难。

浮脉轻取即得，主表证；有力为表实，无力为表虚。沉脉须重按始得，主里证；有力为里实，无力为里虚。迟脉一息三至，主寒证；有力为冷痛，无力为虚寒。数脉一息六至，主热证；有力为实热，无力为虚热。虚脉举之无力，按之空虚，主虚证。实脉举按有力，脉道坚满，主实证。滑脉往来流利，如珠走盘，主痰食及实热证，妊娠亦见滑脉。涩脉往来艰涩，主气滞、血少、伤精、挟瘀等证。

按肌肤，寒热知；喜按虚，拒按实；触疮疡，阴阳殊。

按诊乃按肌肤、胸腹以察寒热程度、汗之有无。一般拒按多实，喜按多虚；疮疡木硬的属寒，烙手的属热；漫肿属虚，红肿属实。

四诊后，辨八纲：表实热，即为阳；里虚寒，阴证商。分病位，属性扬，定盛衰，总纲彰；常错杂，细推详。

四诊之后，还须运用八纲辨证来加以归纳。其中表里说明病变的部位，寒热说明疾病的属性，虚实说明邪正的盛衰。表、实、热属阳，里、虚、寒属阴，阴阳为八纲的总纲。但疾病常是错综复杂的，有时甚至出现假象，故须细心诊察与推详。

断疾病，证候分：治伤寒，六经循。疗温病，纵横寻；卫气浅，营血深；上中下，三焦明。诊杂病，脏腑凭。临证候，求病因。诸诊法，结合行，灵活用，全面衡。

四诊八纲之后，还要进行证候分类。是伤寒，应以六经辨证；是温病，应以卫气营血或三焦辨证；是杂病，应以脏腑经络辨证；区别内伤外感，应以病因辨证。四诊是搜集病症的方法，八纲是辨证的纲领，证候分类是将疾病进行具体分类的过程，三者是一个相互关联的整体。临证时应全面考虑，灵活运用。

论防治,重正气;未病前,摄生宜;既病后,防变异。

防治疾病应重视人体的正气。未病之前,应重视摄生,提高抗病能力;既病之后,应及早诊治,防止疾病的传变和加重。

曰治则,循规律:扶正气,祛邪已;治求本,标应急;反治从,正治逆;人时地,三制宜。

治则可归纳为四点:第一为扶正与祛邪。疾病的过程是正邪斗争的过程,扶正与祛邪是解决正邪矛盾的基本方法。第二为治标与治本。治病必求其本,一般急则治标,缓则治本,标本并重则应标本兼顾。第三为正治与反治。病机与症象一致,病情比较单纯者,正治之;病机与症象不一致,病情比较复杂者,反治之。第四为因时、因地、因人制宜。人体与自然界是息息相关的,临证时必须考虑到四时气候的变化、地理环境的差异和人体素质的不同,遣方用药才能丝丝入扣、切中病机。

第三卷

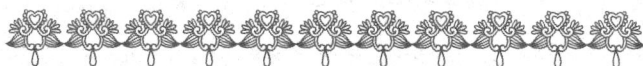

伤寒论

一、概论

《伤寒论》,六经详;辨证治,合八纲;备八法,创百方。

《伤寒论》将疾病在发生发展过程中所表现出来的复杂证候,以阴阳、表里、寒热、虚实八纲进行分析,归纳出太阳、阳明、少阳、太阴、少阴、厥阴等六个辨证类型作为施治纲领。全书共 397 条、113 方,已具汗、吐、下、和、温、清、消、补等八法规模。

致病因,寒邪戕;表里传,至腑脏。

伤寒乃人体感受风寒之邪,始从皮毛肌腠,渐循三阳三阴由表及里传至腑脏。

存津液,惧亡阳;保胃气,正勿伤。

治勿伤正为该书的基本精神。保胃气,存津液,则化源不竭,阴阳可平,虽病可愈。寒邪侵入,最易伤人阳气,而人体又以阳气为本,阳存则生,阳亡则死,故伤寒最惧亡阳。

二、太阳病

太阳病,头项痛,脉现浮,恶寒风,经与腑,证不同;经发汗,腑宜攻。

凡感受风寒之邪致脉浮、头项强痛而恶寒者,为太阳病。证分经、腑两大类,经证乃邪在肌表,治当辛温发汗;腑证乃邪入里至膀胱腑,治当用行水或逐瘀之法。

邪在表,经证宗。自汗出,为中风;和营卫,桂枝功。增杏朴,喘息松;增桂量,奔豚冲;增芍饴,小建中;增龙牡,惊狂终。

邪在表者为太阳经证。自汗出、脉浮缓者,为表虚中风证,治当调和营卫,方用桂枝汤[1]。兼喘者,用桂枝加厚朴杏子汤[2]。发奔豚者,用桂枝加桂汤[3]。脾胃阳虚腹痛者,用小建中汤[4]。表病而误用火劫致发惊狂者,治宜桂枝去芍药加蜀漆牡蛎龙骨救逆汤[5]。

无汗喘,伤寒重;辛温散,麻黄雄。兼烦躁,大青龙;兼咳喘,小龙宏;兼项

强,葛根通;桂麻合,微汗从。

无汗而喘,脉浮紧者,为表实伤寒证,治当辛温发汗,方用麻黄汤[6]。兼烦躁者,乃里有热,用大青龙汤[7]。兼咳喘者,乃里有水饮,用小青龙汤[8]。兼背项强几几者,乃邪客太阳经输,用葛根汤[9]。若表邪未解,其形如疟,则应用桂麻合剂微发其汗:热多寒少,一日两三度发者,用桂枝麻黄各半汤[10];发热恶寒,一日再发者,用桂枝二麻黄一汤[11]。

发热渴,不恶寒;名温病,辛凉专。后贤述,补经言。

发热而渴,不恶寒者,为温病。此乃感受风热,治宜辛凉解表。后世医家,特别是清代温病学家对其脉因证治作了详细论述,补了《伤寒论》的不足。

禁汗者,戒诸虚,阴液亏,慎勿误。

太阳病本当发汗,但阴液素亏、气血已伤等诸虚之体者应禁汗,否则可致种种不良后果。

邪入腑,少腹满。若蓄水,烦渴干,尿不利,五苓散。若蓄血,如发狂,尿自利,用抵当;桃承气,逐瘀方。

邪入太阳腑则少腹胀满。烦渴饮水,水入则吐的蓄水证小便不利,治宜五苓散[12]。其人如狂的蓄血证小便自利,治宜抵当汤[13]、抵当丸[14]或桃核承气汤[15]。

又诸证,贵变通。

太阳病可与他经合病、并病,亦可因误治、失治形成各种坏病。凡此种种,皆须"观其脉证,知犯何逆,随证治之"。

结胸者,硬满痛;痰热聚,小陷胸;水热结,大陷攻;寒痰结,三白猛。

结胸证为心下硬满痛。小结胸乃痰与热结,心下按之则痛,治宜小陷胸汤[16]。大结胸乃水与热结,从心下至少腹硬满痛不可近,治宜大陷胸汤[17]或大陷胸丸[18]。寒实结胸乃水寒相结,脉沉迟,无热证,治宜三物小白散[19]。

痞气结,满不痛;五泻心,各不同;痞噫气,旋代宗。

痞为气结心下,痞满不痛。五种泻心汤治五种不同的痞证:大黄黄连泻心汤[20]治热痞;附子泻心汤[21]治热痞兼表阳虚;半夏泻心汤[22]治寒热互结之痞;生姜泻心汤⑵治水热相结之痞;甘草泻心汤⑵治虚气相结之痞。旋覆代赭汤⑵,治心下痞硬、噫气不除。

瓜蒂散,吐胸邪。麻石汤,平喘热。黄连汤,调寒热。葛芩连,热利折。十枣汤,胁水决。真武汤,水泛越。苓桂方,中阳怯。桂附汤,风湿克。炙草汤,脉代结。

瓜蒂散⑵治痰食停积上焦、胸中痞硬。麻杏石甘汤⑵治热邪内蒸、汗出而喘。黄连汤⑵治上热下寒之腹痛欲呕。葛根黄芩黄连汤⑵治表未解而里热盛之喘而汗出、下利。十枣汤⑵治水停胸胁、胸满胁痛。真武汤⑵治阳虚水泛之头眩心悸。苓桂术甘汤⑵治中阳虚怯之头眩身瞤。桂枝附子汤⑵治风湿相搏之身体疼烦;桂枝附子去桂加术汤⑵治风去湿存之便硬溲利;甘草附子汤⑵治风湿盛而阳气微之身肿骨痛、汗出短气、小便不利。炙甘草汤⑵治伤寒脉结代。

三、阳明病

阳明病,胃家实;邪热盛,津伤致。

邪热入胃,伤津耗液而成胃家实者,为阳明病。如系无形热邪弥漫全身,谓之经证;若热邪入胃与糟粕结于肠间成燥屎,谓之腑证。

不恶寒,身热炽,脉洪大,汗自出,渴饮水,经证居;白虎汤,里热除;加参者,气津虚。

经证为身大热、汗自出、口渴饮、脉洪大者,治宜白虎汤⑵;大烦渴不解者,乃气津两虚,治宜白虎加人参汤⑵。

腑脉实,发潮热,多谵语,大便结,腹满痛,治宜泻;三承气,各有别。

腑证为潮热谵语、腹满便结、脉实,治宜因证选用三承气汤清热通便:仅潮热谵语便燥者,用调胃承气汤⑵;更兼腹胀满者,用小承气汤⑵;若痞满燥实坚俱全者,用大承气汤⑵。

小便数,大便难,脾约证,麻仁丸。

脾约乃胃强脾弱致津液不能四布,但下输膀胱之小便数、大便难者,治宜麻子仁丸[42]。

禁下者,邪在表,里无实,胃冷条。

腑证宜下,但表邪仍在或里热未成腑实及胃中虚冷者,均不可下,误下则邪陷易成坏病。

汗下后,余热扰;懊侬烦,栀豉调。

汗吐下后,余热扰胸,则心中懊侬而烦,治宜栀子豉汤[43]。

阳黄证,湿热郁。尿不利,身如橘;茵陈汤,腹满除;栀柏汤,里热去;麻翘豆,表里驱。阴黄证,烟熏如;术附汤,寒湿除。

湿热郁蒸致小便黄、身目黄如橘子色者为阳黄。腹满不大便之内实者,治宜茵陈蒿汤[44];无里实者,治宜栀子柏皮汤[45];兼表邪者,治宜麻黄连翘赤小豆汤[46]。有寒湿郁滞致身目发黄如烟熏晦暗者为阴黄,治宜茵陈术附汤[47]。阴黄、阳黄病机不同,治法殊异。

其蓄血,人喜忘,便黑腻,抵当尝。

阳明蓄血令人喜忘,热瘀相结,则大便色黑,虽硬而滑,治宜抵当汤[13]之类。

水热蓄,津液伤;尿不利,猪苓汤。

水热内蓄伤津,则小便不利而渴饮,治宜猪苓汤[48]。

四、少阳病

少阳病,表里间;眩苦呕,脉细弦;寒与热,往来旋;不欲食,胁满见;治之法,和解专。

少阳病邪在半表半里,乃热壅胸胁、肝胆不舒、脾胃失和所致,以口苦、咽干、目眩、往来寒热、胸胁苦满、默默不欲食、心烦喜呕、脉弦或弦细为主症,治宜和解为主。

小柴胡,妙转旋;气血调,内外宣。大柴胡,里实兼,柴桂姜,饮结痉;柴桂汤,太少传。黄芩汤,热利煎。

小柴胡汤[49]为和解少阳主方,但见上述一症即可使用。大柴胡汤[50]治少阳兼内实之腹胀满。柴胡桂枝干姜汤[51]治少阳兼水饮内停之胸胁满微结、小便不利。柴胡桂枝汤[52]治太少并病之寒热微呕。黄芩汤[53]治太少合病之寒热下利。

又妇人,发寒热,逢经水,热入血;小柴方,疟状歇。

妇人中风适逢经水来潮或适断,致寒热如疟者,乃热入血室,治宜小柴胡汤[49]。

治少阳,有三禁:汗吐下,不可行;防邪陷,勿伤津。

少阳病既不在表,又不在里,故禁用汗、吐、下三法,误用可致病邪内陷而耗伤津血。

五、太阴病

太阴病,脉缓弱,腹满吐,利不渴,食不下,腹痛多;宜温运,虚寒瘥;四逆辈,理中谋。

太阴病见腹满而吐、食不下、自利不渴、时腹自痛、手足自温,乃脾虚湿盛,治宜温运为主,方用四逆汤[54]及理中汤[55]等。

若霍乱,急险凶;猝吐泻,证最重;寒热干,治不同。

霍乱发病急骤,突然上吐下泻,病情凶险,乃肠胃功能紊乱所致。其病因有寒湿、暑湿之异,病名有寒霍乱、热霍乱、干霍乱之别。寒霍乱治宜四逆汤[54]或理中汤[55];后贤治热霍乱与干霍乱分别用燃照汤[56]和玉枢丹[57]。

六、少阴病

少阴病,脉微细,但欲寐,寒热异。

少阴病乃阳气衰微、营阴不足致脉微细,但欲寐。随着病体阴阳水火的偏盛偏衰,其临床表现可分为寒化、热化两大类。

寒化证,手足冷,恶寒卧,吐利清;阳亡死,阳存生;急温之,姜附君;四逆类,白通行。

寒化证为恶寒蜷卧、呕吐厥逆、下利清谷。本病阳存则生,阳亡则死,故治当用姜附急温,选用四逆汤⁽⁵⁴⁾、白通汤⁽⁵⁸⁾等。

附子汤,痛痹甚。真武汤,阴水停。吴萸汤,寒吐频。桃花汤,血便腥。若兼表,反发热;麻附类,微汗诀。

附子汤⁽⁵⁹⁾治阳衰阴盛之手足逆冷、骨节疼痛。真武汤⁽³¹⁾治阳虚水停之腹痛、小便不利。吴茱萸汤⁽⁶⁰⁾治寒邪犯胃之头痛、吐涎沫。桃花汤⁽⁶¹⁾治虚寒下利、便脓血。阳虚复感外寒发热者,为太阳、少阴两感,治宜麻黄附子细辛汤⁽⁶²⁾或麻黄附子甘草汤⁽⁶³⁾温经发汗。

热化者,变证多:心中烦,不得卧;连胶汤,清滋和。兼下利,且呕渴;猪苓汤,水热瘥。若咽痛,虚火炎;猪肤汤,甘桔专。寒痰结,半夏痊;咽生疮,苦酒咽。

热化证有:心烦不得卧、溲赤便血者,治宜黄连阿胶汤⁽⁶⁴⁾。呕渴下利、小便不利者,治宜猪苓汤⁽⁴⁸⁾。虚火上炎之咽痛心烦者,治宜猪肤汤⁽⁶⁵⁾、甘草汤⁽⁶⁶⁾、桔梗汤⁽⁶⁷⁾。寒痰结咽之咽中痛者,治宜半夏散及汤⁽⁶⁸⁾。咽中生疮、不能言语者,治宜苦酒汤⁽⁶⁹⁾少少含咽。

七、厥阴病

厥阴病,吐蛔渴,气撞心,心中热,饥不食,下利作;寒热杂,厥逆多;热胜厥,病将瘥;厥胜热,病沉疴。

"厥阴之为病,消渴,气上撞心,心中疼热,饥而不欲食,食则吐蛔,下之利不止。"本病常寒热错杂,且多见厥逆之症。阴胜则厥,阳复则热。热多于厥,为正能胜邪,是病退之兆;厥胜于热,为邪盛正衰,是为病进。

寒厥者,阳欲亡;利清谷,四逆汤。热厥者,白虎方。蛔厥吐,乌梅尝。痰食厥,瓜蒂商。水厥悸,苓草昂。

寒厥乃阳虚所致。恶寒厥逆,下利清谷,烦躁脉微,治宜四逆汤⁽⁵⁴⁾;血虚寒滞之手足厥冷、脉微细欲绝者,治宜当归四逆汤⁽⁷⁰⁾。热厥乃热深伏于里,阳气不能达四肢所致,可用白虎汤⁽³⁷⁾。蛔厥则吐蛔,得食即呕,治宜乌梅丸⁽⁷¹⁾。痰食厥为邪在胸中,心下满而烦,肢厥脉滑,治宜瓜蒂散⁽²⁶⁾吐之。水厥乃阳气被水饮所遏而致,治宜茯苓甘草汤[72]。

又热利,头翁汤。

热利便脓血、口渴者,治宜白头翁汤[73]。

八、瘥后诸病

大病后,气血虚;节饮食,慎起居。

大病新瘥,气血尚虚,必须节饮食、慎起居,以防病复发。

瘥后病,辨证治:食复者,减谷脂;劳复者,枳栀豉。

瘥后因勉强进食而不能消,致日暮微烦者为食复,当减其饮食,禁尝油荤。因劳而复发热、懊侬而烦者为劳复,治宜枳实栀子豉汤[74]。

更发热,柴胡制。虚兼热,竹石施。虚寒唾,理中止。

病后更发热,乃余邪未尽,治宜小柴胡汤[49]。如脉浮,为余热在表,治宜柴胡桂枝汤[52];如脉沉实,为余热在里,治宜大柴胡汤[50]。病后虚羸少气、气逆欲吐,为津液不足,余热未除,治宜竹叶石膏汤[75]。病后脾胃虚寒而喜唾者,治宜理中丸[55]。

第四卷

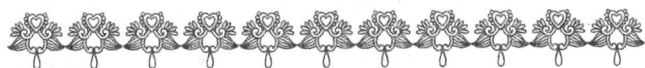

温 病 学

一、概论

温病学，始《内经》；《难经》继，《伤寒》云；历代扩，后贤增；至清代，体系成；叶天士，功最盛；薛吴王，四家名。

温病学说起源于《黄帝内经》，书中有关于温病的因、脉、证、治的记载。其后，《难经》又将温病分为温热、湿热两大类；《伤寒论》则对其初期的证候特点作了具体的描述。以后历代诸贤对本病虽作了许多补充，但直到清代叶天士以卫气营血为辨证施治纲领和吴鞠通确立三焦辨证的理论，温病学说才形成完整的体系。在叶天士、薛生白、吴鞠通、王孟英等温病四大家中，又以叶天士的贡献为最大。

温热邪，为病因。发病急，热象盛；传变速，易伤阴。曰温疫，大流行。

感受温热之邪为温病的主要原因。本病特点为：发病急骤，初起即见热象偏盛，其传变迅速，变化多，又易化燥伤阴、动血、动风。其大流行则为温疫。

论病机，有纵横；卫气浅，营血深；合三焦，脏腑分。

温病病机从横的方面看，是卫气营血由表及里、由浅入深的发展过程；从纵的方面看，是上中下三焦由上而下、由轻转重的发展过程。因此，临床必须把这两种方法结合起来辨证，才能更全面地指导温病的辨证论治。

卫为表，发寒热，微汗渴，头痛咳；治之法，汗可也。

邪在卫分，则见发热恶寒、微汗而渴、头痛咳嗽、舌边尖红、脉浮数。本型以发热恶寒为特点。治宜辛凉解表、泄卫透汗。

气分病，里热淫；不恶寒，恶热甚。热壅肺，喘咳鸣；热扰胸，烦懊忱；胃热亢，渴汗蒸；肠燥实，腹满硬；胆火犯，如疟形；脾湿热，痞呕蕴；治法多，重在清。

凡邪不在卫，又不在营血者，均属气分范围。本型以但热不恶寒为特点。热壅于肺者，喘咳痰鸣；热扰胸膈者，懊忱心烦；胃热亢盛者，壮热、口渴、汗出；肠道燥实者，腹满、便秘、潮热；热郁少阳者，寒热如疟、口苦胁痛；湿热蕴脾者,身热不扬、脘痞呕恶。故气分病最广,治法也多,然总以清法为主。

营阴损,舌红绛,烦不寐,斑疹象;营热盛,夜热涨,闭心包,昏谵妄;宜清泄,转气良。

邪入营分,则心烦不寐、斑疹隐隐、口不甚渴、舌质红绛、脉象细数。本型以舌质红绛、心烦不寐为特点。营热炽盛者,以发热夜甚为特征;热闭心包者,以神昏谵语等神志改变为特征。病机在营,治宜清营泄热为主。

若入血,舌深绛,斑疹现,躁扰狂;宜凉血,解毒襄。易动风,津液伤;或亡阴,或亡阳;辨虚实,细推详。

邪入血分,除有营分证外,多有吐衄、斑疹显露、躁扰昏狂、舌质深绛等症。本型以舌质深绛及出血见症为特点,治宜凉血解毒。温病易动风痉厥,故临床应分清风的虚实。热邪盛而生风者属实,阴亏经脉失养者属虚。热邪久羁,伤津耗液,则易亡阴亡阳,危及生命。

上焦肺,合心包;中焦脾,胃肠道;下焦病,肝肾耗。

上焦病变主要在肺和心包;中焦病变主要在脾和胃肠;下焦病变主要在肝肾。

治温病,十法循:一解表,卫邪平;二清热,里热淫;三和解,少阳分;四化湿,湿热蕴;五通下,积滞停;六清营,营热盛;七凉血,血妄行;八开窍,病神昏;九熄风,定厥痉;十滋阴,津液存;又回阳,固脱增。

温病常用治法有十种:一为解表法,适用于邪在卫分者;二为清气法,适用于邪在气分者;三为和解法,适用于邪在半表半里者;四为化湿法,适用于湿热内蕴者;五为通下法,适用于有形实结者;六为清营法,适用于热炽营分者;七为凉血法,适用于血热炽盛者;八为开窍法,适用于邪闭心包之神昏者;九为熄风法,适用于痉厥者;十为滋阴法,适用于阴液亏虚者。另有将清营凉血为一法,而增回阳固脱法,此法适用于亡阴或亡阳者。

兼夹证,治各殊:一痰浊,二气郁,三食积,四血瘀。

温病若兼夹他症,亦当兼治。夹痰浊者,兼利湿化痰;夹气郁者,兼理气解郁;夹食积者,兼消食导滞;夹血瘀者,兼活血散瘀。

病初瘥,调理接;益气血,清余邪;劳食复,因证别。

温病初瘥应一方面注意饮食起居,一方面用药物调治。劳复者,应清余邪、补气血;食复者,应清热、消食,轻者损谷即愈。

二、风温

风温者,冬春张;病初起,肺卫伤;入阳明,顺传昌;陷心包,昏谵妄;易发疹,动风象;痰热喘,咳嗽常。

风温为感受风热病毒发生于冬春的温病。初起以微寒发热、咳嗽微渴等邪在肺卫为特征。表邪不解,则既可顺传入阳明呈里热内盛之象,也可逆传心包而见昏愦谵妄等神志症候。本病易外发红疹及出现惊厥动风、痰热喘急等症。

肺卫邪,宜辛凉;温客表,银翘商;袭肺咳,桑菊良。

邪袭肺卫,治宜辛凉解表。属风温客表者,以发热微渴,脉浮数为主,治宜银翘散[76]。属风邪袭肺者,以咳嗽为主,治宜桑菊饮[77]。

邪入气,里热盛;热壅肺,麻石清;郁胸膈,栀豉平;痰热结,小陷增;便秘喘,宣白承;腑实烦,凉膈分。阳明热,有三型:无形热,白虎君;有形结,承气行;热利下,葛连芩。

邪入气分,则见里热实证。汗出咳喘者,治宜麻杏石甘汤[27]。心烦懊恼者,治宜栀子豉汤[43]。胸脘满痛者,治宜小陷胸加枳实汤[78]。潮热便秘、喘促痰鸣者,治宜宣白承气汤[79]。胸膈灼热、烦躁便秘者,治宜凉膈散[80]。热在阳明者,其无形热盛,治宜白虎汤[37];有形热结,治宜调胃承气汤[39];肠热下利,治宜葛根黄芩黄连汤[29]。

热入营,清营汤;外发疹,肺热象,银翘散,加减尝。

热入营分,治宜清营汤[81]。肺热波及营分,则咳嗽身热,而又外发红疹,治宜银翘散去荆芥豆豉加生地丹皮大青叶玄参方[82]。

陷心包,清宫汤;合三宝,各所长;兼腑实,加大黄;牛黄丸,承气襄。

邪陷心包,治宜清宫汤[83]送服温病三宝:重在清热解毒,则用安宫牛黄丸⁽⁸⁴⁾;重在熄风镇痉,则用紫雪丹⁽⁸⁵⁾;重在辟秽开窍,则用至宝丹⁽⁸⁶⁾。若兼腑实,则神昏肢厥、便秘腹痛,治宜安宫牛黄丸加生大黄末,即牛黄承气汤⁽⁸⁷⁾。

热动风,有三样:肝火盛,羚钩汤;阳明热,经腑商:白虎清,承气降;营热盛,清宫裹。

热盛动风有三种:肝经热盛者,壮热瘈疭,脉弦数,治宜羚角钩藤汤⁽⁸⁸⁾;阳明热盛者,则分在经在腑而分别用白虎汤⁽³⁷⁾或调胃承气汤⁽³⁹⁾加羚角、钩藤;心营热盛者,神昏瘈疭、肢厥舌绛,治宜清宫汤⁽⁸³⁾加羚角、钩藤。

下焦热,灼真阴;虚火旺,连胶平;阴欲竭,伤肝肾;复脉汤,加减行;虚风动,滋兼镇;定风珠,三甲分;邪伏阴,蒿鳖凭。

后期邪热深入下焦,则灼伤真阴。阴亏阳亢者,心烦不得卧,脉细数,治宜黄连阿胶汤⁽⁶⁴⁾。真阴欲竭者,手足心热甚于手足背,神疲耳聋,脉虚大,治宜加减复脉汤⁽⁸⁹⁾。虚风内动者,手足蠕动,神倦脉虚,舌绛苔少,治应根据病情轻重分别选用一、二、三甲复脉汤⁽⁹⁰⁾⁽⁹¹⁾⁽⁹²⁾,甚至用大定风珠⁽⁹³⁾。邪留阴分不解,夜热早凉,热退无汗者,治宜青蒿鳖甲汤⁽⁹⁴⁾。

三、春温

春温发,势突然;病情重,犯胃先;易发斑,阳明煎;起之初,里热炎;每兼表,气营传。

春温是感受温热病毒,发生于春季的温病。特点是:发病突然,病情严重,变化较多,受病中心多在于胃,初起即见灼热溲赤、口渴心烦等里热证候,且易发斑,又多兼表证。病机有在气、在营之别。

邪在气,侵胃胆。少阳热,口苦干;黄芩汤,除渴烦。若兼表,必恶寒;合葱桔,两解痉。

邪在气分,多见胃肠和胆经病证。热在少阳胆者,口苦而渴、心烦溲赤,治宜黄芩汤⁽⁵³⁾。兼头痛恶寒者,宜合葱豉桔梗汤⁽⁹⁵⁾。

阳明热,经腑分:白虎汤,经证清;承气类,腑实行,连续下,邪方尽;合增液,阴亏存;黄龙加,正虚凭。

热在阳明者,经证治宜白虎汤⁽³⁷⁾,腑证治宜调胃承气汤⁽³⁹⁾。但春温热结胃肠,每须连续攻下而病邪始得解除。腑实兼阴液亏损,口干唇燥,舌苔焦燥者,治宜增液承气汤⁽⁹⁶⁾;若腑实兼气液两虚,咽干唇裂、倦怠少气者,治宜新加黄龙汤⁽⁹⁷⁾。

入营血,耗肝肾;证与治,同风温。清营类,犀地斟;熄虚风,复脉群;气营燔,两路清;玉女煎,加减衡;如发斑,化斑灵;血热结,桃仁承。

热入营血,劫烁肝肾之阴者,其证治与风温相同。热在营者,治宜清营汤⁽⁸¹⁾。如兼表证,治宜银翘散⁽⁷⁶⁾加生地、元参、牡丹皮。热入血分者,治宜犀角地黄汤⁽⁹⁸⁾。阴虚动风者,治宜诸加减复脉汤⁽⁸⁹⁾。气营两燔者,治宜加减玉女煎⁽⁹⁹⁾。发斑疹者,治宜化斑汤⁽¹⁰⁰⁾。血热相结,蓄于下焦者,治宜桃仁承气汤⁽¹⁰¹⁾。

四、暑温

暑温发,入阳明;热渴汗,伤气津;起病急,传变迅;治之法,凤逵阐:首辛凉,次甘寒,终敛津,用甘酸;多挟湿,清利兼。

暑温是感受暑热病毒,发于夏季的温病。特点是:发病急,传变迅速,易耗气伤津,其初起即见壮热烦渴、汗多等阳明气分热象。本病治疗大法,张凤逵总结为"暑病首用辛凉,继用甘寒,终用甘酸敛津,不必用下"。又因夏令多雨,故暑温多挟湿,治宜兼顾。

暑入胃,白虎先;脉洪芤,加参痊。伤气津,神疲倦,小便黄,脉虚现;王氏方,清暑专。若欲脱,热已除;汗不止,脉散虚;生脉散,保无虞。

暑邪入胃见阳明里热盛而气津未伤者,治宜白虎汤⁽³⁷⁾;汗多伤及气津,脉洪大而芤者,治宜白虎加人参汤⁽³⁸⁾。暑伤津气者,口渴心烦,自汗神疲,尿黄脉虚,治宜王氏清暑益气汤⁽¹⁰²⁾。暑热已除而津气欲脱者,无热而汗出不止,脉散大而无力,治宜生脉散⁽¹⁰³⁾。

伤心肾,热烦渴;连梅汤,清滋和。入营血,三宝酌,清营汤,神犀瘥。

暑热伤及心肾,则心热烦躁,消渴舌绛,治宜连梅汤⁽¹⁰⁴⁾。暑入营血可选用安宫牛黄丸⁽⁸⁴⁾等温病三宝;入心营者,心烦谵语,治宜清宫汤⁽⁸³⁾;入血分者,斑黑舌绛,治宜神犀丹⁽¹⁰⁵⁾。

暑挟湿,各不同:困中焦,脘痞重;白虎加,苍术从。漫三焦,闷痞聋,二便热,三石宗。兼寒湿,恶寒重,脘闷烦,香薷冲。

暑多挟湿,其证各异:困阻中焦者,壮热烦渴,脘痞身重,治宜白虎加苍术汤⁽¹⁰⁶⁾。弥漫三焦者,胸闷脘痞,耳聋尿赤,治宜三石汤⁽¹⁰⁷⁾。兼寒湿者,恶寒无汗,脘闷苔腻,治宜新加香薷饮⁽¹⁰⁸⁾。如烦躁口渴,则宜黄连香薷饮⁽¹⁰⁹⁾。

又诸证,暑热伤。冒暑者,肺卫殃;咳胸痛,清金方。

还有一些感受暑热之邪而与一般暑温症状有别者。冒暑者,病变重心在肺卫,身热口渴,咳逆胸闷,治宜雷氏清宣金脏法⁽¹¹⁰⁾。

暑厥者,闭心包;猝昏厥,三宝消。

暑厥者,神昏肢厥;治宜用温病三宝开窍。

暑风者,动肝风;四肢搐,羚钩宗。

暑风者,神昏抽搐,治宜羚角钩藤汤⁽⁸⁸⁾。

暑瘵者,咳吐血;清金法,络饮择。

暑瘵者,骤然咳嗽吐衄,状似痨瘵,治宜雷氏清宣金脏法⁽¹¹⁰⁾加黄芩、炒山栀,或用清络饮⁽¹¹¹⁾加杏仁薏米滑石汤。

暑秽者,烦闷躁;雷氏法,化浊高。

暑秽者,猝然闷乱烦躁,甚至神昏耳聋,治宜雷氏芳香化浊法⁽¹¹²⁾。

五、湿温

湿温证,湿热猖;发病慢,病程长;易发痦,脾胃殃;热偏盛,胃实强;湿偏重,脾虚伤;热宜清,湿化良。

湿温是感受湿热病毒,发于夏秋的温病。特点为:发病缓慢,病程较长,且易发白痦。本病以脾胃为病变中心:中气实者,病多在胃,为热重于湿;中气虚者,病多在脾,为湿重于热。前者以清热为主,后者以化湿为主。

病初起,热不扬,身重疼,脘痞胀,口不渴,面淡黄,脉濡缓,苔腻象;初化湿,三焦分:上芳化,中燥温,下淡渗,湿难存;此时禁,汗下润。

本病初起,身热不扬,头痛身重,脘痞不渴,面色淡黄,苔腻脉濡。此湿重于热,治以化湿为主,其湿郁上焦者,芳香化浊;湿阻中焦者,苦温燥湿;湿盛下焦者,淡渗利湿。此时应禁用汗、下、润三法。

湿郁久,化热淫;治清利,攻下斟。至后期,燥伤阴;入营血,凉滋清。

湿郁久,则化热化燥而成腑实燥结,治宜清热攻下。后期湿邪化燥伤阴,常致大便下血,治宜清热解毒、凉血滋阴。

湿郁表,遏卫气;藿朴类,表湿宜;三仁汤,里湿已。

本病初起湿郁卫气者,其表湿较甚,治宜藿朴夏苓汤[113];里湿较甚,治宜三仁汤[114]。

邪在气,病证广。三焦阻,脘腹胀,身重痛,大便溏,脉濡缓,苔白象;正气散,加减详。

邪在气分病证较多。三焦升降失司者,脘胀身重、便溏、苔滑脉濡,治当因不同病证而分别选用五个加减正气散[115]。

湿秽浊,阻膜原;身痛寒,呕逆满,苔厚腻,脉象缓;雷氏法,透膜原。

秽浊阻于膜原,则身痛寒甚、呕逆胀满、苔白厚腻、脉缓,治宜雷氏宣透膜原法[116]。

少阳邪,寒热传,胸脘痞,腹胀现;温胆汤,加黄连。

邪留少阳,则寒热起伏、胸脘痞闷、腹胀溲短,治宜黄连温胆汤[117]。

阻脾胃,烦渴生,苔黄腻,连朴饮。

郁阻脾胃,则口渴烦闷、脘腹痞满、舌苔黄腻,治宜王氏连朴饮[118]加黄芩、滑石。

漫三焦,痞呕恶,烦渴汗,尿短缩;杏滑汤,清利和。

湿热弥漫三焦,则胸痞呕恶、烦渴汗出、尿短,治宜杏仁滑石汤[119]。

邪胶结,难解决;汗虽出,继复热;芩滑汤,湿热泄。

湿热之邪胶结难解,则汗出热解,继而复热,不渴、苔滑,治宜黄芩滑石汤[120]。

气机阻,肢倦痠,闷胀呕,消毒丹。

气机郁阻,则发热倦怠、肢酸呕恶、胸闷腹胀,治宜甘露消毒丹⁽¹²¹⁾。

白痦发,反复现;三仁汤,薏竹散。

邪留气分不解,每致胸腹酿发白痦,并反复出现,治宜三仁汤⁽¹¹⁴⁾或薏苡竹叶散⁽¹²²⁾。

痰浊蒸,蒙心包;时谵语,菖郁超;热偏盛,兼至宝;苏合丸,秽浊消。

痰蒙心包,则时有神昏谵语、苔黄垢腻,治宜菖蒲郁金汤⁽¹²³⁾。若偏热重,可兼服至宝丹⁽⁸⁶⁾;若秽浊甚,宜用苏合香丸⁽¹²⁴⁾。

阻下焦,尿不通;苓皮汤,湿偏重。

湿阻下焦,则小便不通、渴不多饮、苔白腻,治宜茯苓皮汤⁽¹²⁵⁾。

阻肠道,腹硬满;导浊汤,宣清旋;挟积滞,枳实痊。

湿阻肠道,则少腹硬满、大便不通、神识如蒙,治宜宣清导浊汤⁽¹²⁶⁾。如挟积滞,则胸痞腹痛、便溏,治宜枳实导滞丸⁽¹²⁷⁾。

邪化燥,大便血;犀地加,凉血热。下血多,气虚厥;独参汤,黄土接。

邪热化燥,深入营血,则大便下血、灼热烦躁,治宜犀角地黄汤⁽⁹⁸⁾加紫草、银花、连翘。若下血过多致正气虚脱,则汗出肢冷、面苍、脉微细,治宜急进独参汤⁽¹²⁸⁾,其后用黄土汤⁽¹²⁹⁾。

六、伏暑

伏暑者,晚发证;病势重,延绵深。初兼表,暑湿蕴;外解肌,内应清。继如疟,寒热淫;宜和解,宣透凭。后但热,夜尤甚,胸腹灼,溏便行;连续下,积滞尽。邪在营,化燥成,证与治,同春温。

伏暑是先感受暑湿病毒,后为时邪所诱发的温病,多发于秋冬。特点是病势重而又缠绵。初起即有表证与暑湿相并见,治宜解表清里;继则如疟,治宜和解宣透;以后但热不寒,入夜尤甚,天明得汗稍减,而胸腹灼热不除,大便多溏,治当连续攻下,以邪尽为度。邪在营分的属暑湿化燥,证治与春温相同。

气兼表,寒热循,烦渴痦,腻苔生;银翘加,连蒿饮。

气分兼表者,恶寒发热、心烦口渴、脘痞苔腻,治宜黄连香薷饮[109]。表热重而暑湿轻者,治以银翘散[76]加杏仁、滑石、薏苡仁。

营兼表,寒热明,舌红赤,无苔形;银翘增,地丹群。

营分兼表者,发热恶寒、口干心烦、舌赤无苔,治宜银翘散加生地、牡丹皮、赤芍、麦冬。

邪在胆,形如疟,口渴烦,夜暮热;蒿芩汤,清胆和。

邪在少阳,则寒热如疟、入暮热甚、心烦口渴、脘痞苔腻,治宜蒿芩清胆汤[130]。

夹积滞,阻胃肠;呕恶逆,苔腻黄,便不爽,色如酱;导滞汤,连下昌。

积滞阻于胃肠,则呕恶、大便不爽、色黄如酱、苔黄垢腻、治宜枳实导滞汤[131]。

两肠病,二便商:尿短赤,腹满胀;宗导赤,承气彰。

阳明腑实,小肠热结,则尿短赤而痛,腹痛拒按,烦渴,苔黄燥,治宜导赤承气汤[132]。

入营血,宜清泄;脏传腑,小肠热;舌绛烦,尿赤涩;清心汤,导赤诀。闭心包,血瘀责;热昏谵,紫润舌;犀地饮,清络邪。

心营移热小肠者,尿赤热痛,心烦舌绛,治宜导赤清心汤[133]。热闭心包而血瘀者,神昏谵语、舌绛或紫润,治宜犀地清络饮[134]。

七、秋燥

秋燥病,津气干;初袭表,肺卫先;鼻咽燥,少痰涎;证较轻,少传变。治之法,滋润专。上治气,肺阴痊;中增液,胃津延;下治血,肝肾填。

秋燥是感受燥气病毒,发于秋季的温病。特点是:初起邪在肺卫而有咽干鼻燥、咳嗽少痰、皮肤干燥等津气干燥见症。一般病情较轻,传变较少,易于痊愈。燥邪最易伤津,治宜滋润为主。"上燥治气,中燥增液,下燥治血"是治疗秋燥初、中、末三期之大法。

病初起,分温凉。若偏热,温燥伤:发寒热,干渴象,咳少痰,脉数强;辛

凉润,桑杏汤。若偏寒,凉燥详:恶寒重,痰稀浆,咽唇燥,苔干样;辛温润,杏苏商。

本病初起偏寒者为凉燥,偏热者为温燥。温燥发热微恶风寒、口渴舌红、右脉数大,治宜桑杏汤(135)。凉燥发热恶寒、头痛无汗、咳嗽痰稀,治宜杏苏散(136)。

邪入里,气分求。扰清窍,七孔愁;翘荷汤,上清头。燥伤肺,咳喘吼,胸胁痛,烦渴尤;救肺汤,清燥优。

邪入气分致燥干清窍者,目赤耳鸣、龈肿咽痛,治宜翘荷汤(137)。燥热伤肺者,干咳而喘、胸痛烦渴,治宜清燥救肺汤(138)。

肺伤津,咳无痰;胃液损,口渴干;沙麦汤,五汁餐。肺燥热,肠闭痛;咳痰多,腹满隆;五仁润,结便通。腑实热,致津伤;胃热冲,昏谵妄;下燥结,调胃汤,兼滋阴,鲜地黄。

肺胃阴伤,则干咳无痰、口燥而渴,治宜沙参麦冬汤(139)合五汁饮(140)。肺燥肠闭,则咳嗽多痰、腹满便秘,治宜五仁橘皮汤(141)。腑实津伤,则腹胀便秘、神昏谵语、苔黑干燥,治宜调胃承气汤(39)加鲜生地、鲜石斛、鲜首乌。

入营血,燥化火。伤肺络,咳血多;热移肠,腹部灼;胶芩汤,清滋和。气血燔,烦热渴,或吐衄,两清热;玉女煎,加减诀。

燥热化火伤肺,则咳血胸痛;热移大肠,则胸腹灼热,治宜阿胶黄芩汤(142)。气血两燔,则烦热口渴,甚或吐衄,治宜加减玉女煎(99)。

八、温毒

温毒侵,病证多。外感象,局部热,红肿痛,溃烂作;治之法,透清酌。

温毒是感受温毒之邪而成,除有一般外感见症外,并见局部红肿热痛,甚至溃烂。其治则初起在表的先透邪,及至入里化火则着重清火解毒。

1. 大头瘟

大头瘟,头面肿,寒热发,咽喉痛;消毒饮,解毒宗;水仙膏,外敷功。

大头瘟以头面红肿为特征,初起恶寒发热、头面焮肿或咽喉疼痛,继则寒退热增、口渴苔黄,治宜普济消毒饮⁽¹⁴³⁾。外治可先敷水仙膏⁽¹⁴⁴⁾,继敷三黄二香散⁽¹⁴⁵⁾。

2. 烂喉痧

烂喉痧,咽腐伤,痧疹出,绵纹样;病毒袭,肺胃殃。

烂喉痧是以咽喉腐烂,肌肤发出痧疹宛如绵纹为主症,乃病毒侵袭肺胃而成。

侵肺胃,寒热扬,舌如朱,烦渴猖;治宜汗,清咽汤;里热重,咽栀昂;玉钥匙,外用方。

毒侵肺胃者,恶寒发热,继则壮热烦渴、舌红如朱,治宜先透后清。初用清咽汤⁽¹⁴⁶⁾,热甚用清咽栀豉汤⁽¹⁴⁷⁾,外用玉钥匙⁽¹⁴⁸⁾吹喉。

壅上焦,壮热烦;锡类吹,凉膈散。

毒壅上焦者,壮热烦渴、咽喉腐烂,治宜余氏清心凉膈散⁽¹⁴⁹⁾,外用锡类散⁽¹⁵⁰⁾吹喉。

气血燔,热毒炎;渴烦汗,舌绛干;营气汤,两清痉。

毒燔气血者,则咽烂痧红、壮热烦躁、口渴多汗、舌绛干燥,治宜凉营清气汤⁽¹⁵¹⁾。

至后期,毒伤阴;热未净,阴液损;养营汤,滋兼清。

后期余热伤阴,则午后仍有热象、舌红干、脉细数,治宜清咽养营汤⁽¹⁵²⁾。

3. 白喉

白喉病,危险甚;热燥痰,病机明;辨证治,分段清;土牛膝,效最灵。

白喉乃感受时行疫毒所致,势重而传染。热、燥、痰为本病的三个基本环节,故治应以清热、养阴、化痰为主,根据不同的类型和阶段确定具体治法。土牛膝对本病最为有效。

初在表,微热生,白膜现,银翘尊。

初起风热在表,微热恶寒、头身疼、咽红有白点或片状假膜,治宜银翘散⁽⁷⁶⁾加减。

火内炽,烦渴甚;解毒汤,消毒饮。

火热内炽,则高热烦躁、口渴、白膜较大,治宜黄连解毒汤⁽¹⁵³⁾合五味消毒饮⁽¹⁵⁴⁾。

阴虚者,燥热蒸;口咽干,低热形;清肺汤,养阴津。

阴虚燥热者,低热口干、咽喉作痛、白膜干燥,治宜养阴清肺汤⁽¹⁵⁵⁾。

痰热壅,喘咳鸣,声嘶哑,三凹征;麻石汤,宣肺金。

痰热阻肺,则喘咳鼻煽、咳声嘶哑,吸气时见胸骨上窝、锁骨上窝和上腹部的软组织内陷等三凹征象,治宜麻杏石甘汤⁽²⁷⁾加味。

毒内攻,伤气阴;复脉汤,增液寻。

热毒损伤气阴,则低热口干、神疲气短、舌红少津,治宜加减复脉汤⁽⁸⁹⁾合增液汤⁽¹⁵⁶⁾。

阳气脱,肢厥冷;参附汤,回阳凭。

阳衰气脱,则面苍肢厥、气促脉弱,治宜参附汤⁽¹⁵⁷⁾。

九、温疫

温疫者,易传染;发病急,病情险;湿热蒸,暑燥炎。

温疫是感受疠疫之毒而发生的烈性温病。特点是:发病急剧,病情险恶,有强烈的传染性。就其性质而言,有湿热疫与暑燥疫之分。

湿热疫,伏膜原;初憎寒,壮热煎,头身痛,浊苔现;达原饮,透达专。传阳明,经腑辨;白虎汤,承气痊。

湿热疫是感受湿热疫毒所致,其邪在半表半里之膜原。初起憎寒壮热,头痛身痛,嗣后但热不寒,苔白如积粉,舌绛脉数,治宜达原饮⁽¹⁵⁸⁾。如邪入里,则见阳明实热证,可因其在经在腑分别治以白虎汤⁽³⁷⁾或大承气汤⁽⁴¹⁾。

暑燥疫,火毒燔;表里热,狂躁谵,或吐衄,或发斑;败毒饮,审证参。

暑燥疫是感受暑燥淫热疫毒致火毒燔炽阳明所致。其热毒充斥表里,呈一派热毒极盛之象:身大热、头痛如劈、狂躁谵妄,或吐衄发斑、舌绛苔焦或生芒刺,治宜清瘟败毒饮⁽¹⁵⁹⁾。因其证之轻重,斟酌剂量:脉浮而数者用小剂,脉沉数者用中剂,脉沉细数者用大剂。

热毒极,则蔓延;渴热盛,痉厥见,头胀痛,噤不言;苦寒汤,十味煎。

热毒蔓延脏腑,则大热大渴,或绞肠痛绝,或头痛欲死,或口噤不言,舌干黑无苔,或黑苔起瓣,治宜十全苦寒救补汤[160]。

第五卷

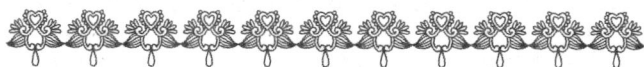

内　科　学

一、感冒

感冒者,肺卫病;风为主,寒热分;夹暑湿,因时行。

感冒以头痛、鼻塞、恶风、发热等肺卫表证为特征,乃风邪袭人所致。因气候的变化和病邪的不同,故证有风寒、风热两大类,以及夹暑、夹湿等兼证。

风寒束,多无汗;葱豉加,败毒散。

风寒外束,则恶寒无汗、苔薄白、脉浮,治宜葱豉汤[161]加味或荆防败毒散[162]。

风热侵,口渴干;银翘煮,桑菊煎。

风热上侵,则恶风有汗、口干痰黄、苔薄微黄、脉浮数,治宜银翘散[76]或桑菊饮[77]。

若夹暑,香薷良;若夹湿,胜湿汤;体虚者,参苏尝。

夏令感冒夹暑,则有汗心烦、口渴溲赤,治宜新加香薷饮[108]。若夹湿,则身热不扬、头胀如裹,治宜羌活胜湿汤[163]。体虚感冒,往往缠绵不愈,或反复感冒,治宜参苏饮[164]。

二、咳嗽

肺受邪,咳嗽生;外感发,本经循;五脏病,累肺金。

肺受邪则咳。外邪袭肺致咳,是病在肺本经,而他脏有病累及肺脏亦可致咳。

肺如钟,撞则鸣:六淫入,外撞鸣;风寒咳,金沸君;夹水气,小龙灵;夹寒湿,杏苏凭。风热咳,桑菊饮。燥热咳,宜清润;桑杏加,甘桔增;清燥汤,救肺阴。

外感致咳证分:感受风寒,则咳痰稀薄,兼头痛鼻塞,治宜金沸草散[165];若外寒内饮,则痰多而清稀,治宜小青龙汤[8];若风寒兼湿,则痰多胸闷、苔腻,治宜杏苏散[136]加苍术、厚朴。感受风热者,则痰黄口渴、苔黄、脉浮数,治宜桑菊饮[77]。燥热伤肺,则干咳无痰、鼻燥咽干、舌红脉数,治宜桑杏汤[135]加甘草、桔梗;甚则阴伤而干咳不愈,治宜清燥救肺汤[138]。

痰火痨,内撞鸣:痰湿聚,用二陈。**泻白散,肝火刑。痨损积,虚劳寻;紫菀汤,固金群。**

内因致咳证分:痰湿积聚,则咳嗽痰多、胸闷苔腻,治宜二陈汤[166]加苍术、杏仁。肝火犯肺,则咳引胁痛、面红苔黄、脉弦数,治宜泻白散[167]合黛蛤散[168]加山栀、黄芩。虚劳之咳,则咳痰带血,兼颧红盗汗,治宜选用百合固金汤[169]、紫菀汤[170]等养阴补肺之剂。

三、喘证

喘促症,治分门:实在肺,气粗深;气难续,虚及肾。

喘以呼吸急促甚至张口抬肩为特征,乃气机升降失常所致。一般分虚实两类辨证施治。实喘则呼吸深长有余,气粗声高,病势急骤,为邪气壅肺;虚喘则呼吸短促难续,气怯声微,病势徐缓,为精气内虚,肾不纳气。

实邪壅,风寒侵;麻黄类,寒热分。痰浊阻,胸满闷;养亲汤,合二陈。

实喘因风寒者,胸闷痰白,且兼寒热头痛,治宜麻黄汤[6]加苏子、橘红;如表寒内热,则鼻煽气急、口渴汗出,治宜麻杏石甘汤[27]。因痰浊壅肺者,痰多呕恶、苔腻脉滑,治宜三子养亲汤[171]合二陈汤[166]。

精气虚,培补行;肺无主,生脉增;肾不纳,八味存;阴水泛,真武温。

虚喘因肺气无主者,短气而喘,言微声弱,自汗畏风,治宜生脉散[103]加味;因肾虚气不摄纳者,动则喘甚,气不得续,舌淡脉沉,治宜肾气丸[172]。若阳虚水泛,上凌心肺,则心悸喘咳,小便不利,治宜真武汤[31]。

四、哮证

哮为病,有宿痰;分寒热,标本谙。

哮是一种发作性疾患,以呼吸急促、喉间有哮鸣音为特征。宿痰为内因之主,痰有寒热之分,证有冷哮、热哮之别。其治则已发当攻邪以治其标,未发当扶正以顾其本。

冷哮者,清稀涎;射干方,冷哮丸。

冷哮者,咳痰清稀,胸闷面晦,苔白滑,脉紧,治宜射干麻黄汤[173]或冷哮丸[174]。

热哮发,痰黄黏;定喘汤,越婢兼。

热哮者,痰黄黏稠,面赤口渴,苔黄腻,脉滑数,治宜越婢加半夏汤[175]或定喘汤[176]。

土金母,痰饮源;六君子,求本痊。

脾土为肺金之母,生痰之源,痰气滞肺则哮。六君子汤[177]健脾化痰,实为治本之方。

五、痰饮

痰饮病,水液停;阳素虚,阴邪盛;责三脏,肺脾肾;温药和,治本根;因病位,分四饮。

痰饮是体内水液停积、不得输化的一种病,乃阳虚阴盛,肺脾肾失其正常输布水液的功能所致。饮为阴邪,治以温化为主。《金匮要略》根据水饮停积部位的不同,而分痰饮、悬饮、溢饮、支饮等四饮。

脾肾虚,痰饮成;苓桂类,肾气平;留肠胃,遂夏精。

脾肾阳虚者,头昏目眩,呕吐清涎,小便不利,苔白滑,脉弦滑。脾虚治宜苓桂术甘汤[32],肾虚治宜肾气丸[172]。若饮留肠胃,则心下坚满或肠间沥沥有声,治宜甘遂半夏汤[178]。

悬饮痛,十枣攻。

悬饮乃水停胁下,咳唾胁痛,治宜十枣汤[30]或控涎丹[179]。

溢肢肿,两青龙。

溢饮乃水溢肌肤、身体疼重,甚则浮肿,咳喘痰白,治宜小青龙汤[8];若兼烦躁,乃表寒内热,治宜大青龙汤[7]。

支咳喘,迫肺胸;葶枣汤,小龙宏。

支饮乃饮邪上逆胸肺,咳喘不能平卧,痰多面肿,治宜小青龙汤[8];若饮多寒少,表证不著,喘咳不得息,治宜葶苈大枣泻肺汤[180]。

六、虚劳

虚劳病，内伤起；脏腑亏，补之宜；形不足，温以气；精不足，厚味取；调脾肾，根本计。

虚劳是多种慢性虚弱性疾病的总称，因先天不足、后天失调、五脏内伤而成。治当以补为宜，"形不足者温之以气，精不足者补之以味"。气血来源于先天，滋养于后天，故调补脾肾尤为治疗本病的关键。

辨证要，纲目举：分气血，五脏殊。

辨证要点应以阴阳气血为纲，五脏虚证为目，则可提纲挈领，易于鉴别。

肺与脾，察气虚；补肺汤，参苓术。

气虚以肺脾为主。肺气虚者，短气自汗，易于感冒，舌淡脉软，治宜补肺汤[181]。脾气虚者，食少便溏，面黄乏力，治宜参苓白术散[182]。

若血少，心肝区；归脾类，四物诸。

血虚以心肝脾多见。心血虚者，心悸怔忡，失眠健忘，治宜归脾汤[183]。肝血虚者，惊惕头晕，目眩耳鸣，治宜四物汤[184]。脾为生血之源、统血之脏，凡血虚均应结合补脾施治。

阳衰微，先后天；右归加，拯阳添。

阳虚以脾肾为主。肾阳虚者，五更肾泄，腰酸遗精，治宜右归丸[185]及龟鹿二仙膏[186]。脾阳虚者，食少怯寒，大便溏泄，治宜拯阳理劳汤[187]，寒甚加姜附。

论阴虚，五脏全：拯阴汤，益肺泉；补心丹，安神眠；养胃方，生津源；补肝汤，制晕眩；真阴乏，大造丸。

阴虚可见于五脏。肺阴虚者，干咳、咯血或失音，脉细数，治宜拯阴理劳汤[188]。心阴虚者，烦躁失眠，盗汗潮热，治宜天王补心丹[189]。脾阴虚者，口干唇燥，呃逆不食，治宜叶氏养胃方[190]。肝阴虚者，眩晕耳鸣，舌红，脉弦细数，治宜补肝汤[191]。肾阴虚者，颧红潮热，治宜河车大造丸[192]。

《金匮》法，补攻传：薯蓣丸，风气兼；甘药调，建中专；蟅虫丸，干血瘥。

《金匮要略》以扶正祛邪、活血化瘀及甘温益气为虚劳之治法。薯蓣丸⁽¹⁹³⁾治虚劳兼感风邪者;小建中汤⁽⁴⁾及黄芪建中汤⁽¹⁹⁴⁾治阴阳两虚而以阳虚为主者;大黄䗪虫丸⁽¹⁹⁵⁾治肌肤甲错、面目黧黑或妇人经闭之干血痨者。

七、肺痨

肺痨病,咳嗽血,多盗汗,午后热,或遗精,或泄泻。

肺痨以咳嗽、咳血、潮热、盗汗四症为特点,亦有加遗精、泄泻为六大主症者。

责阴虚,精耗得;痨虫传,满门灭。

本病乃正气不足,痨虫乘虚侵入致病,有传染性。其临床以阴虚为多见。

气阴亏,月华设;虚火旺,固金接;芄鳖散,骨蒸歇。

本病始则气阴亏耗,咳痰带血,潮热胸痛,脉细数,治宜月华丸⁽¹⁹⁶⁾。继则阴虚火旺,咳血量多,骨蒸盗汗,颧红,治宜百合固金汤⁽¹⁶⁹⁾合月华丸。骨蒸劳热者,治宜秦艽鳖甲散⁽¹⁹⁷⁾。

八、失音

失音病,系肺肾。

失音乃声音不扬,甚至嘶哑不能出声。声音出于肺系而根于肾,故本病关乎肺肾。

暴喑实,外邪侵;金沸散,风寒平;宁肺汤,痰热清。

客邪壅肺多暴喑。因风寒者,兼寒热头痛,苔白脉浮,治宜金沸草散⁽¹⁶⁵⁾。因痰热者,痰黄喉干,苔黄脉数,治宜清咽宁肺汤⁽¹⁹⁸⁾。

久喑虚,内伤精;桑杏加,肺燥润;固金汤,肾阴承。

精气内损则为久喑。因肺燥津伤者,咽燥,口干,舌红,治宜桑杏汤⁽¹³⁵⁾加甘草、桔梗、蝉衣、玉蝴蝶。因肺肾阴虚者,喉燥干咳,手足心热,耳鸣腰酸,治宜百合固金汤⁽¹⁶⁹⁾。

九、肺痿、肺痈

咳唾沫,为肺痿。虚热炽,燥渴悴;麦冬汤,救肺随。若虚寒,草姜贵。

肺痿以咳吐浊唾涎沫为特征。其肺有燥热,则涎沫黏稠,咽燥口渴,舌红脉数,治宜麦门冬汤[199]或清燥救肺汤[138]。如肺气虚寒,则涎沫清稀,舌淡脉虚,治宜甘草干姜汤[200]加味。

吐脓血,为肺痈;瘀热结,咳胸痛;初兼表,银翘通;若痈成,苇茎雄;脓已溃,桔梗宗。

肺痈以咳则胸痛,吐痰腥臭,甚至咳吐脓血为特征,乃瘀热郁结于肺而成。初期兼见恶寒发热者,治宜银翘散[76]加减。如痈已成,则振寒壮热,吐脓腥臭,治宜苇茎汤[201]。如痈溃脓出,则咳吐脓血,身热烦渴,舌红苔黄,脉滑数,治宜桔梗汤[67]合苇茎汤[201]加银花、连翘、鱼腥草。如气阴大伤,则脉转虚数,心烦盗汗,治宜桔梗杏仁煎[202]或济生桔梗汤[203]。

十、吐 血

吐血者,胃络伤;肝胃火,宜清降。

吐血多为胃腑积热或肝火损伤胃络所致,故治应以降逆、清火、止血为大法。

胃热积,血食杂;泻心汤,十灰渣。

胃中积热伤络,则吐血紫黯或鲜红,且夹杂食物残渣,脘痛便黑,舌红,脉滑数,治宜泻心汤[204]合十灰散[205]。

肝火犯,逍遥加。

肝火犯胃,则吐血兼胁痛口苦,心烦善怒,舌红,脉弦数,治宜丹栀逍遥散[206]。

十一、咳血(附:咯血、唾血)

肺咳血,痰相兼;阴素虚,火热煎。

咳血,其血由肺而来,痰血相兼,多因肺阴素虚,复感燥热火邪而成。

风热伤,桑杏痊。肝火犯,胁痛牵;泻白散,黛蛤添。

风热伤肺,则咳痰带血;身热鼻燥,脉浮数,治宜桑杏汤[135]。肝火犯肺,则胸胁牵痛,咳血鲜红,脉弦数,治宜泻白散[167]合黛蛤散[168]。

肺燥热,则咯血;沙麦汤,茜根摄。虚火旺,口唾血;宜滋阴,降火诀。

咯即血出者为咯血,乃肺有燥热所致,治宜沙参麦冬汤[139]合茜根散[207]。血与唾沫混杂而出者为唾血,乃虚火上扰所致,治宜滋阴降火汤[208]。

十二、衄血

衄血症,七窍分;各所主,火伤阴。

衄血多属阴虚火盛。其发病多与相应脏腑有关:鼻衄多为肺热,齿衄多为胃火或肾之虚火,耳衄多为水亏火旺,眼衄多为肝经实火,舌衄多为心火上亢,肌衄多为脾不统血。

鼻衄者,有三因:一肺热,桑菊饮;二胃热,玉女清;三肝火,龙胆平。

鼻衄病因有三:肺热上壅者,口干咳呛,治宜桑菊饮[77]加牡丹皮、茅根;胃热熏蒸者,口渴口臭,治宜玉女煎[209];肝火上扰者,头痛眩晕,目赤善怒,治宜龙胆泻肝汤[210]。

齿衄辨,虚实明:阳明热,龈肿疼;清胃散,合泻心。虚火炎,淡血渗;茜根散,清肝饮。

齿衄因胃火亢盛者属实,其齿龈肿痛,出血鲜红,口臭,脉洪数,治宜加味清胃散[211]合泻心汤[204];因肾亏火旺者属虚,牙龈微痛,渗血淡红,脉细数,治宜茜根散[207]合滋水清肝饮[212]。

十三、便血

便血病,阴络损。

便血多因脾虚不能统摄,或湿热下注大肠,损伤阴络所致。

劳倦伤,腹痛隐,血紫黯,归脾尊。便后血,黄土温。

劳倦内伤,则腹部隐痛,下血紫黯,神疲便溏,治宜归脾汤(183)。便后下血,怯寒神疲者,治宜黄土汤(129)。

湿热蕴,血红鲜,苔黄腻,血后便;赤豆散,地榆专。若肠风,下如溅;槐角类,丸散兼。

湿热蕴结,则下血鲜红,先血后便,口苦苔黄,治宜赤小豆当归散(213)合地榆散(214)。若肠风血下如溅,治宜槐角丸(215)或槐花散(216)。

十四、尿血

尿血症,下焦热;膀胱肾,遭火迫。

尿血多无疼痛感。主要是热蓄下焦,膀胱与肾遭火迫所致。

补阴丸,虚火设。小蓟饮,心火折。脾肾亏,难统摄;益气汤,山药接。

阴虚内动,则尿赤带血,目眩耳鸣,舌红,脉细数,治宜大补阴丸(217)。心火亢盛,则尿热赤鲜红,心烦口疮,治宜小蓟饮子(218)或导赤散(219)。脾肾两亏,则尿频数带血,其色淡红;脾虚为主者,食少神疲,治宜补中益气汤(220);肾虚为主者,头晕腰酸,治宜无比山药丸(221)。

十五、头痛

头痛病,内外因。

头痛之因,有内伤外感之别。

外六淫,风邪盛;寒热湿,附其行;茶调散,风寒宁;桑菊饮,风热清;胜湿汤,风湿平。

外感头痛多为风邪所致,风邪常与他邪相兼伤人。风寒头痛,则痛连项背,遇风寒则发,苔白脉浮,治宜川芎茶调散(222)。风热头痛,则其痛如裂,面红口渴,苔黄脉数,治宜桑菊饮(77)。风湿头痛,则头痛如裹,身重胸闷,苔腻脉濡,治宜羌活胜湿汤(163)。

内伤者,肝脾肾。肝阳亢,钩藤饮;四物加,血虚生;和中汤,气虚升;痰浊阻,用二陈;补元煎,肾虚凭。

内伤头痛多与肝脾肾有关。肝阳上亢,则头痛而眩,胁痛面红,脉弦劲,治宜天麻钩藤饮[223]。血虚则头痛而晕,心悸,舌淡脉虚,治宜加味四物汤[224]。气虚则头痛绵绵,过劳则甚,脉无力,治宜顺气和中汤[225]。痰浊上扰,则头痛昏蒙,胸闷呕涎,苔腻脉滑,治宜二陈汤[166]加白术、天麻。肾虚则头脑空痛,耳鸣腰酸,脉沉细,治宜大补元煎[226]。

十六、胸痛

胸痹痛,阳素虚;寒痰阻,久血瘀。

胸痹痛乃素体阳虚、寒邪或痰湿致气机不畅、脉络痹阻而成,日久则可致气滞血瘀。

蒌薤酒,寒邪除;加半夏,痰浊驱;旋覆加,瘀血愈。

寒邪壅盛者,胸痛彻背,咳喘短气,治宜瓜蒌薤白白酒汤[227];痰浊壅塞者,胸中板闷而痛不得卧,治宜瓜蒌薤白半夏汤[228]。若久不愈,痛时如刺,并有瘀血见症者,治宜旋覆花汤[229]加瓜蒌、薤白、桃仁、红花。

又本病,《金匮》详;分证治,有九方。

《金匮要略》对本病论述得很详细,根据不同证候而用不同方药医治,共九证九方。

十七、胁痛

胁肋痛,邪在肝;气血滞,疏泄难。

肝经布于两胁,其气郁结,疏泄失常,则气血阻滞脉络而胁痛。

肝气郁,情志变;逍遥散,胀痛减。

肝气郁结者,以胀痛为主,且随着情志的变化而增减,治宜逍遥散[230]。

瘀血着,刺痛专;旋覆汤,或复元。

病久则瘀血停着,胁痛如刺,舌紫黯,脉沉涩,治宜旋覆花汤[229]或复元活血汤[231]。

血不足,隐痛绵;养肝阴,一贯煎。

肝阴不足,则胁痛隐隐,头晕目昏,舌红苔少,脉细数,治宜一贯煎[232]。

十八、胃痛(附:吐酸、嘈杂)

胃痛因,气与食。

肝气失调或饮食损伤为胃痛发生的原因。

肝犯胃,首气滞;疏肝散,胀满除。次火郁,化肝须。三血瘀,分实虚:失笑散,敛肝主。

肝气犯胃分气滞、火郁、血瘀三型。气滞则痛连两胁,胀满嗳气,脉弦,治宜柴胡疏肝散[233];火郁则胃脘刺痛,心烦泛酸,脉数,治宜化肝煎[234]合左金丸[235];血瘀则痛有定处而拒按,舌紫脉涩,实者用失笑散[236],虚者用调营敛肝饮[237]。

脾胃寒,温按舒;建中类,良附驱。

脾胃虚寒,则腹痛隐隐,喜温喜按,苔白脉虚,治宜黄芪建中汤[194];寒甚痛剧者,治宜大建中汤[238]合良附丸[239]。

若吐酸,寒热分:六君子,或左金。

泛吐酸水之属寒者,脘闷嗳气,苔白脉弦,治宜香砂六君子汤[240];属热者,口苦咽干,苔黄脉数,治宜左金丸[235]。

若嘈杂,莫可名。一胃热,温胆清;二胃虚,用四君;三血虚,归脾生。

嘈杂是胃脘饥嘈难言。其胃热者,心烦口渴,苔黄脉数,治宜温胆汤[241];胃虚者,口淡脘胀,舌淡脉虚,治宜四君子汤[242];血虚者,面黄心悸,舌淡脉细,治宜归脾汤[183]。

十九、腹痛

腹痛症,范围广;气血阻,内外伤;虚实按,病位详。

腹痛牵涉的范围很广,总因外邪侵袭,内有所伤,致气血运行受阻而痛。应根据疼痛性质和部位的不同辨证施治。

寒邪积,良附当;天香散,共温脏。

56

寒邪内积,则腹痛急暴,遇冷更甚,苔白脉紧,治宜良附丸[239]合正气天香散[243]。

虚寒痛,建中汤。

虚寒腹痛,则腹痛绵绵,喜热恶冷,喜按便溏,苔白脉细,治宜小建中汤[4]。

若食积,保和尝。

饮食积滞,则恶食拒按,嗳腐吞酸,或痛而欲泻,苔腻脉滑,治宜保和丸[244]。

气血滞,各偏长;疏肝气,新萸良;逐瘀血,少腹汤。

气滞血瘀之以气滞为主者,脘腹胀满,嗳气则减,苔薄脉弦,治宜新定吴茱萸汤[245];以血瘀为主者,疼痛较剧,且定处不移,舌紫脉涩,治宜少腹逐瘀汤[246]。

二十、腰痛

腰痛病,肾虚本。

腰为肾之府。腰痛之因虽有外感内伤之别,而肾虚实为本病发生的主要关键。

因寒湿,肾着温;二妙加,湿热清;肾阳虚,右归尊;肾阴虚,左归饮;身痛逐,瘀血行。

寒湿留着,则腰部冷痛,遇阴雨增剧,苔白脉沉,治宜肾着汤[247]。湿热壅络,则腰髋弛痛且伴有热感,溲赤,苔黄腻,脉濡数,治宜加味二妙汤[248]。肾精亏虚,则腰痛酸软,腿膝无力。偏于阳虚,则腰痛肢冷,舌淡,脉沉细,治宜右归丸[185]。偏于阴虚,则心烦失眠,舌红,脉细数,治宜左归丸[249]。瘀血阻滞,则腰痛如刺,痛有定处,舌紫脉涩,治宜身痛逐瘀汤[250]。

二十一、呕吐

呕吐哕,皆属胃;虚实分,下行贵。

有声有物为呕,有物无声为吐,有声无物为哕。其实者多为外邪、饮食所伤,虚者多为脾胃运行失常,总因胃失和降,气逆于上所致。

论实证,四型参:外邪犯,正气散;食停积,保和丸;小半夏,痰饮痉;肝犯胃,四七煎。

实证分四型:外邪犯胃,则突然呕吐,兼恶寒发热,苔白脉浮,治宜藿香正气散[251]。食滞停积,则呕吐酸腐,脘胀厌食,苔腻脉滑,治宜保和丸[244]。痰饮内阻,则呕吐清水痰涎,头眩心悸,治宜小半夏加茯苓汤[252]。肝气犯胃,则呕吐吞酸,胸胁满痛,治宜四七汤[253]。

辨证虚,脾胃弱;理中方,温补和;麦冬汤,胃阴涸。

脾胃虚弱,则食多即吐,倦怠便溏,舌淡脉弱,治宜理中汤[55];如胃阴不足,则时作干呕,饥不欲食,舌红脉数,治宜麦门冬汤[199]。

二十二、呃逆

呃气逆,胃家病;气阴虚,实邪侵;久病见,恐丧生。

呃逆为胃气逆而上冲,喉间呃呃连声,不能自制者。其因不外气阴虚弱和实邪犯胃。如在久病中出现,则为胃气衰败之象,主危。

丁香散,胃寒温;竹石汤,胃热清。

寒冷伤胃,则呃声沉缓有力,得热则减,遇寒加剧,苔白脉迟,治宜丁香散[254]。胃火上逆,则呃声洪亮,口臭烦渴,苔黄脉数,治宜竹叶石膏汤[75]加柿蒂、竹茹。

脾肾虚,旋代平;益胃汤,胃阴生。

脾肾阳虚,则呃声低弱,气不接续,膝软,舌淡,脉沉细,治宜旋覆代赭汤[25]。胃阴不足,则呃声急促,口干烦渴,舌红,脉细数,治宜益胃汤[255]。

二十三、噎膈(附:反胃)

噎膈病,津液干;吞咽梗,食谷难。

噎膈者吞咽困难、饮食不下、全身消瘦。多因气血瘀结、阴液枯槁所致。

痰气阻,启膈散。瘀血结,通幽坚。气虚微,食难咽;运脾汤,补气痉。

初起痰气交阻,则吞咽梗阻,胸痞隐痛,便涩,脉弦细,治宜启膈散[256]。入里瘀血内结,胸膈疼痛,食入则吐,大便坚如羊矢,舌红脉涩,治宜通幽汤(257)。病久气虚阳微,饮食不下,面浮足肿,舌淡脉弱,治宜补气运脾汤(258)。

若反胃,朝暮吐,属虚寒,火衰由。透膈散,理中优,大半夏,气阴救。

反胃多由脾胃虚寒、火衰不能消谷所致。其食后脘胀,吐出宿食,治宜丁香透膈散(259);如吐久及肾,则肢冷面苍,舌淡脉沉,治宜附子理中汤(260)加吴萸、丁香;如唇干口燥,大便不利,舌红脉细,为气阴并虚,治宜大半夏汤(261)。

二十四、泄泻

湿气胜,五泄成;内外伤,脾胃病。

泄泻为排便次数增多,粪便稀薄,甚至如水样者。病因为外感六淫、内伤饮食。湿胜与脾胃功能障碍为本病发病的关键。

寒湿侵,胃苓渗。正气散,风寒宁。湿热蕴,葛连芩。饮食伤,保和行。

因寒湿者,泄泻清稀,腹痛肠鸣,苔腻脉濡,治宜胃苓汤(262);若兼寒热头痛,脉浮,治宜藿香正气散(251)。因湿热者,腹痛即泻,泻下烙肛,粪褐溲赤,苔黄腻,脉濡数,治宜葛根黄芩黄连汤(29)加银花。饮食所伤者,泻下粪便臭如败卵,腹痛不食,泻后痛减,苔垢脉滑,治宜保和丸(244)或枳实导滞丸(127)。

脾胃弱,参术苓。脾肾泻,近天明;四神服,勿纷更。

脾胃虚弱,则大便时溏,水谷不化,纳差面黄,舌淡脉弱,治宜参苓白术散(182)。命门火衰,黎明腹泻,舌淡,脉沉细,治宜四神丸(263)。

恼怒发,肝气乘;痛泻方,服即灵。

肝气乘脾,则胸胁痞闷,每因恼怒即发腹痛泄泻,苔少脉弦,治宜痛泻要方(264)。

二十五、痢疾

痢腹痛,后重急,下脓血,时疫疾。若行血,脓便已;除后重,须调气。

痢疾是以腹痛、里急后重、痢下赤白脓血为特征的流行疾患,多由外受湿热疫毒、内伤饮食生冷而成。治疗大法是调气行血。

湿热伤,赤白痢;热胜湿,赤痢渍;湿胜热,白痢坠。芍药汤,热盛宜;胃苓加,寒湿已。

湿热滞肠,灼伤气血,则腹痛下痢,苔黄脉数。如热胜湿,则成赤痢;如湿胜热,则成白痢;湿热俱盛,则为赤白痢。治宜芍药汤[265]去肉桂,加银花。寒湿下痢,则白多赤少,或纯为白冻,苔腻脉缓,治宜胃苓汤[262]。

疫毒伤,鲜血热;白头翁,或紫雪。

疫毒痢发病急,痢下鲜紫脓血,腹痛,壮热口渴,舌红绛,脉大数,治宜白头翁汤[73]加银花、生地、牡丹皮、赤芍。神昏谵语,甚至痉厥者,宜合紫雪丹[85]或神犀丹[105]。

毒攻胃,噤口接;开噤散,加减诀。

噤口痢则饮食不进,下痢呕吐,治宜开噤散[266]去人参、石莲子,加大黄、半夏。

若虚寒,脾肾责;桃花汤,养脏涩。

虚寒痢则下痢稀薄,腰酸肢冷,甚至滑脱不禁,脉沉细,治宜桃花汤[61]或真人养脏汤[267]。

休息痢,时复发;温脾汤,四君加。

休息痢乃日久不愈,时发时止,舌淡脉虚,治宜四君子汤[242]加木香、枳实、陈皮。如脾阳极虚,治宜千金温脾汤[268]。

初兼表,外散先;败毒散,葛芩连。

下痢初起兼有表证者,应先外散,可选用荆防败毒散[162]或葛根黄芩黄连汤[29]。

二十六、便秘

便秘症,积糟粕;有无火,阴阳结。

大便秘结不通乃传导失职、糟粕内停所致。有火属阳结,无火属阴结。

虚秘者,分气血:黄芪汤,气虚择;润肠丸,血虚责。

虚秘之因气虚者,面㿠神疲,便时努挣乏力,脉虚,治宜黄芪汤[269]。因血虚者,面苍心悸,大便努挣难下,脉细,治宜润肠丸[270]。

热秘者,麻仁丸。冷秘者,半硫煎。气秘者,六磨专。

热秘则大便干结,身热口臭,尿黄,苔黄脉实,治宜麻子仁丸[42]。冷秘则大便艰涩,面青尿清,舌淡苔润,脉迟,治宜半硫丸[271]。气秘则胸痞腹胀,欲便不得,治宜六磨汤[272]。

二十七、霍乱

霍乱急,清浊混;猝吐泻,腹痛吟。

霍乱起病急骤,猝然腹痛,上吐下泻,乃感受寒湿或暑湿之气,致升降失司,清浊相混,乱于肠胃而成。

寒霍乱,寒湿蕴;正气散,或胃苓,理中汤,四逆温。

寒湿气壅,则泻下清稀如米泔水而不臭,苔腻脉濡,治宜藿香正气散[251]或胃苓汤[262]。如面苍螺瘪,眼眶凹陷,筋脉挛急,脉微细者,治宜附子理中汤[260]或通脉四逆加猪胆汁汤[273]。

热霍乱,暑湿蒸;燃照汤,蚕矢清。

暑湿内炽,则吐下物有腐臭味,腹痛,发热口渴,苔黄脉数,治宜燃照汤[56],重者用蚕矢汤[274]。

干霍乱,吐泻难,腹绞痛,玉枢丹。

暑湿阻遏中焦,腹中绞痛,上下不通,吐泻不能,烦躁闷乱,治宜玉枢丹[57]。

二十八、黄疸(附:虚黄)

黄疸病,身目黄,柏汁尿,湿为殃;辨证要,分阴阳。

黄疸病以身黄、目黄、小便黄为特征,乃脾湿胃热,蕴伏中焦,胆液不循常道所致。其证分阴黄、阳黄两大类。

湿热蕴,成阳黄;色如橘,兼热象;热胜湿,茵陈汤;湿胜热,五苓襄。

湿热熏蒸,则成阳黄。其热胜于湿者,黄色鲜明如橘,发热口渴,便秘腹胀,苔黄脉数,治宜茵陈蒿汤[44];湿胜于热者,色黄不鲜,头重身困,脘痞纳差,苔厚脉濡,治宜茵陈五苓散⁽²⁷⁵⁾。

寒湿阻,为阴黄;色晦暗,术附良。

寒湿郁滞,则成阴黄。其色晦暗,脘闷食少,腹胀便溏,苔腻脉迟,治宜茵陈术附汤⁽⁴⁷⁾。

急黄火,血热谵;犀角散,安宫丸。

急黄乃阳黄重证,势急病险,高热烦渴,神昏谵语,甚或衄血出斑,治宜千金犀角散⁽²⁷⁶⁾加生地、牡丹皮,并用安宫牛黄丸⁽⁸⁴⁾以清心热。

虚黄痿,尿清长;建中类,养营汤。

虚黄与黄疸实质不同,其黄是身淡黄而无光泽,两目不黄,小便清长,眩晕心悸,舌淡脉虚,治宜小建中汤⁽⁴⁾或人参养营汤⁽²⁷⁷⁾。

二十九、水肿

水肿病,有阴阳;尿清少,阴水殃;便短赤,阳水伤。

水肿分阴水、阳水两类。阴水为脾肾阳虚所致,起病较缓,小便清而不利;阳水为外感风邪雨湿而成,起病较急,小便短赤。

肺脾肾,失其常;水妄行,肌肤胀;开鬼门,上肿匡;洁净府,水难藏;健脾肾,治本方。

本病由外感风邪水湿或内伤饮食劳倦,致肺失通调,脾失转输,肾失开阖,使水液内停,小便不利,泛滥肌肤为肿。其治阳水以发汗、逐水、利尿为主;阴水以健脾温肾为主。水本在肾,其制在脾,故健脾肾实为治本。

风水泛,越婢汤。水湿渍,五皮裹;合五苓,气化彰。湿热壅,疏凿畅。

风水泛滥,则眼睑浮肿,来势迅速,发热恶寒,苔白脉浮,治宜越婢加术汤⁽²⁷⁸⁾。水湿浸渍,则浮肿身重,苔腻脉沉,治宜五皮饮⁽²⁷⁹⁾合五苓散⁽¹²⁾。湿热壅盛,则遍身浮肿光亮,烦热溲赤,苔黄腻,脉沉数,治宜疏凿饮子⁽²⁸⁰⁾。

实脾饮,运脾阳;肾阳衰,真武汤。

阳虚则腰以下肿甚。脾阳不运者,腹胀便溏,苔白脉缓,治宜实脾饮⁽²⁸¹⁾。肾阳衰弱者,腰酸肢冷,舌淡,脉沉迟弱,治宜真武汤⁽³¹⁾。

因虚肿,参术良。肾气丸,久肿尝。

脾胃虚弱者,劳则下肢肿甚,尿多,苔薄脉弱,治宜参苓白术散[182]。久病及肾,浮肿反复发作,头晕腰痛,治宜济生肾气丸[282]。

五水辨,《金匮》详;消肿法,十二方。

《金匮要略》对本病论述很详。据其病因脉证,分为风水、皮水、正水、石水、黄汗等五水;又按五脏病证,分心水、肝水、脾水、肺水、肾水等五水。并载有十二个方剂供辨证使用。

三十、消渴

消渴病,津液干;其本一,其标三;肺胃热,肾虚愆;上中下,各症偏;论治法,清滋兼。

消渴具多饮、多食、多尿等三多症状,其特点是阴虚燥热、津液干枯,肺燥、胃热、肾虚分别为上中下三消的病机,其治当以清热滋阴为大法。

烦渴饮,肺阴伤;白虎加,消渴方。

烦渴多饮,口干舌燥,舌红脉数者,为上消,治宜消渴方[283]或白虎加人参汤[38]。

多食瘦,胃火旺;玉女煎,承气汤。

消谷善饥,形瘦便结,苔黄脉数者,为中消,治宜调胃承气汤[39]加黄芩、黄连。若便通,舌红,脉细数,治宜玉女煎[209]。

尿特多,肾遭殃;六味丸,肾气昂。

尿频量多,且如脂膏或味甜,舌红,脉细数者,为下消,治宜六味地黄丸[284]。若饮一溲一,面黑阳痿,舌淡,脉沉细,治宜肾气丸[172]。

三十一、遗尿

遗尿病,失约束。

遗尿为膀胱之气失于约束所致。临床常见有小便不禁和睡中遗尿两种。

尿不禁,肺脾虚;益气汤,复转输。肾不足,水不固;菟丝丸,滴沥除。

小便不禁因肺脾气虚者,尿意频数,滴沥不禁,舌淡脉虚,治宜补中益气汤[220]加益智、五味。因肾气不足者,小便滴沥不断,头晕腰酸,舌淡脉沉,治宜济生菟丝子丸[285]。

睡中遗,心脾补;桑蛸散,固脬须。

睡中遗尿者,除肾虚外,多与心脾有关,其体瘦神疲,治宜桑螵蛸散[286]合固脬汤[287]。

三十二、癃闭

癃闭病,尿道阻;气机畅,尿自流。

癃闭以排尿困难,甚至闭塞不通,少腹胀痛为主症,乃膀胱气化不利所致。

膀胱热,积结留;知柏丸,八正疏。

膀胱积热,则尿少而热赤,口渴,苔黄脉数,治宜知柏地黄丸[288]加牛膝、车前子。如湿热较盛,则宜八正散[289]加海金砂。

肺热壅,呼吸促;清肺饮,上窍求。

肺热气壅,则呼吸短促,小便不通,咽干烦渴,苔黄脉数,治宜清肺饮[290]加减。

命门衰,无力排;肾气丸,温补偕。

命门火衰,则小便不爽,排出无力,腰膝乏力,舌淡,脉沉细,治宜济生肾气丸[282]。

州都塞,瘀结块;代抵当,牛膝解。

瘀血败精阻塞于内,则小便滴沥不畅,或如细线,舌紫脉涩,治当先用代抵当丸[291],后用牛膝膏[292]加桃仁。

三十三、五淋(附:尿浊)

五淋病,皆热结;膏石劳,气与血。

淋病以尿频涩痛为主,分膏、石、劳、气、血等五种淋证。多因热结膀胱所致。

砂石阻,尿窘迫;八正散,石苇泻。

石淋为尿中夹有砂石,时或尿来中断,甚至带血,或腰腹剧痛,治宜八正散[289]或石苇散[293]加金钱草。

沉香散,气滞涩;久则虚,益气诀。

气淋小便涩滞,少腹胀痛,苔薄脉弦,治宜沉香散[294]加青皮、茴香、乌药;如病久气虚下陷,少腹坠胀,舌淡脉虚,治宜补中益气汤[220]。

小蓟饮,尿血热;合八正,知柏摄。

血淋尿血红紫,疼痛满急,小便热涩刺痛,苔黄脉数,治宜小蓟饮子[218]合八正散[289]。如病久尿血淡红而痛轻,治宜知柏地黄丸[288]。

膏如泔,萆薢饮;久伤肾,六味寻。

膏淋小便混浊如米泔,尿道热涩疼痛,苔腻脉数,治宜萆薢饮[295]。日久伤肾,形瘦腰酸者,治宜加味六味丸[296]。

劳倦发,分脾肾;补中气,肾气尊。

劳淋遇劳即发,淋沥不已,脉虚。属气虚者,少气懒言,治宜补中益气汤[220];属肾虚者,腰膝乏力,舌淡脉微,治宜肾气丸[172]。

又尿浊,白如浆;无疼痛,脾肾殃。

尿浊以小便混浊、白如泔浆、尿道不痛为主症。其发病与脾肾关系最密切。

分清饮,湿热匡;脾虚陷,益气汤。

湿热下注膀胱,则胸满口渴,苔黄腻,脉濡数,治宜萆薢分清饮[297]。脾虚下陷,神疲脉虚者,治宜补中益气汤[220]。

肾亏损,审阴阳;知柏丸,补涩商。

肾阴亏耗,则烦热舌红,治宜知柏地黄丸[288];肾阳衰弱,则肢冷舌淡,治宜鹿茸补涩丸[298]。

三十四、中风

中风病,急且重;骤然得,内外攻;火气痰,标病动;究其本,气血空。

中风以突然昏仆、口眼㖞斜或半身不遂为主症。势急而病重,乃气血亏虚、阴阳失调、风邪外袭或痰火内壅而成。

瘖㖞斜,经络中;秦艽汤,钩藤冲。

风中经络,则口眼㖞斜,语言不利,兼见寒热者,治宜大秦艽汤[299]。兼头痛眩晕,耳鸣目糊,舌红脉弦者,治宜天麻钩藤饮[223]。

中脏腑,昏仆凶;闭与脱,大不同。闭开窍,辨证用:阳闭火,面赤红;至宝丹,羚角从。阴闭痰,痰涎壅;苏合丸,导痰宗。脱急固,参附功。

风中脏腑,则突然昏仆,病情危重。属闭证者,两手握固,牙关紧闭,属实,宜先开窍,后熄风豁痰。其阳闭,面赤气粗,苔黄脉数,乃痰火壅盛,宜先用至宝丹[86]辛凉开窍,继用羚羊角汤[300];阴闭者,面白唇紫,苔腻脉滑,乃痰涎壅盛,宜先用苏合香丸[124]辛温开窍,继用导痰汤[301]加菖蒲、郁金。脱证目合口开,鼻鼾,手撒遗尿,舌痿脉弱,属虚,宜急进参附汤[157]。

后遗症,补兼通。

本病后遗症治宜补益兼通络。半身不遂者,用补阳还五汤[302]。口眼㖞斜者,用牵正散[303]。语言障碍之因风痰阻塞者,用解语丹[304];因肾虚者,用地黄饮子[305]。诸症尤宜兼用针灸治疗。

三十五、眩晕

眩晕症,多属肝;风木动,头转旋;虚痰火,各分观。

眩晕是头晕旋转,甚至呕吐汗出,多由肝阳上亢、气血两虚或痰浊上壅所致。其中以虚为本,风、痰、火为标。

肝阳亢,火升炎;钩藤饮,杞菊丸。

肝阳上亢者,面红,急躁易怒,舌红,脉弦数,治宜天麻钩藤饮[223]。如兼腰膝酸软、遗精,则治宜杞菊地黄丸[306]。

气血亏,用归脾。肾不足,阴阳异:左右归,分补宜。

气血亏虚,则面色㿠白,心悸神疲,舌淡脉弱,治宜归脾汤[183]。肾精不足,则腰酸遗精。偏阳虚,则四肢不温,舌淡,治宜右归丸[185];偏阴虚,则五心烦热,舌红,治宜左归丸⁽²⁴⁹⁾。

痰浊阻,头重眩;夏术麻,温胆痊。

痰浊中阻,则头重如蒙,胸闷恶心,苔腻脉滑,治宜半夏白术天麻汤⁽³⁰⁷⁾。如痰郁化火,头目胀痛,心烦口苦,治宜温胆汤⁽²⁴¹⁾加黄连。

三十六、厥证

厥昏冷,气逆成;血痰食,随气升;实蒙窍,急开行;虚气脱,参附斟。

厥证乃突然昏倒、不省人事、面苍肢冷、移时渐苏者,多由气机逆乱所致。气逆则挟食、痰、血上壅清窍,治当用搐鼻散⁽³⁰⁸⁾、苏合香丸⁽¹²⁴⁾急开其窍;气虚则陷不上承,治当用参附汤⁽¹⁵⁷⁾急固其脱。

气实厥,五磨饮;气虚厥,用六君。血实厥,通瘀煎;血虚厥,养营痊。若痰厥,导痰专。若食厥,神术先,保和丸,承气传。

气厥因实者,口噤握拳,气粗,脉伏,治宜五磨饮子⁽³⁰⁹⁾;其因虚者,面㿠汗出,气微脉弱,治宜六君子汤⁽¹⁷⁷⁾。血厥因实者,牙关紧闭,面赤唇紫,舌红脉弦,治宜通瘀煎⁽³¹⁰⁾;其因虚者,面苍肢颤,口张息微,脉细,治宜人参养营汤⁽²⁷⁷⁾。痰厥则喉有痰声,苔腻脉滑,治宜导痰汤⁽³⁰¹⁾。食厥则脘腹胀满,苔厚脉实,治宜先用神术散⁽³¹¹⁾,后用保和丸⁽²⁴⁴⁾或小承气汤⁽⁴⁰⁾。

三十七、耳鸣、耳聋

耳鸣聋,虚实分。

耳鸣指自觉耳内鸣响,耳聋指听力减退或丧失。大抵暴发多实,渐起多虚。

暴发实,壅逆成;肝胆火,龙胆平;痰火结,二陈增。

暴鸣或聋,乃邪气上蒙清窍所致。肝胆火盛者,头痛易怒,心烦口苦,舌红,脉弦数,治宜龙胆泻肝汤⁽²¹⁰⁾。痰火郁结者,胸闷痰多,口苦便秘,苔黄腻,脉弦滑,治宜二陈汤⁽¹⁶⁶⁾加味。

虚精少,难充盈;左慈丸,聪明升。

虚证乃精血不能上充清窍所致。兼眩晕,腰酸遗精,脉细弱,治宜耳聋左慈丸⁽³¹²⁾;如清气不升,纳少便溏者,治宜益气聪明汤⁽³¹³⁾。

三十八、遗精(附:阳痿)

遗精病,梦滑分;阴精耗,火动行。

遗精有梦遗与滑精之分。有梦而遗多为君相火旺,无梦而遗多为肾虚不固。

知柏丸,封髓增;心肾交,滋兼清。

心肾不交者,头晕心悸,舌红,脉细数,治宜知柏地黄丸⁽²⁸⁸⁾或三才封髓丹⁽³¹⁴⁾。

六味丸,相火平;肾不固,秘精存;久不愈,宜固精。

相火偏盛者,头昏目眩,耳鸣腰酸,舌红脉数,治宜六味地黄丸⁽²⁸⁴⁾加芡实、金樱子。肾虚不固者,滑精频作,面㿠神疲,舌淡脉弱,治宜济生秘精丸⁽³¹⁵⁾。日久不愈,可用金锁固精丸⁽³¹⁶⁾。

湿热蕴,猪肚渗。

湿热内蕴者,则遗精频作,口苦尿赤,苔黄腻,脉濡数,治宜猪肚丸⁽³¹⁷⁾加车前子、泽泻。

若阳痿,火衰成;衍宗丸,赞育珍。如湿热,知柏清。

阳痿即阳事不举,或举而不坚,多为命门火衰。其头晕目眩,腰膝酸软,脉细者,治宜五子衍宗丸⁽³¹⁸⁾或赞育丹⁽³¹⁹⁾。小便热赤,下肢酸困,脉滑者,为湿热下注,治宜知柏地黄丸⁽²⁸⁸⁾。

三十九、惊悸、怔忡

惊悸忡,情志波;觉心动,虚证多。

惊悸、怔忡乃自觉心动数疾,惊慌不安,甚至不能自主之候。每因情志波动或劳累而发,以虚证为多。一般惊悸较轻,怔忡病重。

神不宁,磁朱丸。血不足,归脾专。虚火旺,心悸烦;补心丹,安神丸。心

阳虚,苓桂痊;兼血瘀,失笑先。

心神不宁者,心悸,善惊易恐,多梦易醒,治宜磁朱丸[320]。心血不足者,面色不华,头晕目眩,舌淡脉弱,治宜归脾汤[183]。阴虚火旺者,心烦少寐,眩晕耳鸣,舌红,脉细数,治宜天王补心丹[189]或朱砂安神丸[321]。心阳不振者,心悸头晕,胸痞肢冷,苔白脉细,治宜苓桂术甘汤[32]。如致瘀血内阻,则胸闷或心痛阵作,舌紫脉涩,治宜失笑散[236]加桃仁、红花。

四十、不寐(附:多寐、健忘)

不寐症,神不安;营不足,虚难眠;痰食积,扰胸间。

不寐即失眠,乃营血不足或痰食停积影响心神不安而成。有邪者多实,无邪者皆虚。

心脾亏,归脾汤。虚火旺,连胶尝,补心丹,安神丸。胆气虚,惊恐传;定志丸,酸枣专。胃不和,保和眠。

心脾血亏者,心悸健忘,多梦易醒,舌淡脉弱,治宜归脾汤[183]。阴亏火旺者,心烦不寐,口干津少,舌红,脉细数,治宜黄连阿胶汤[64]、天王补心丹[189]、朱砂安神丸[321]等。心胆气虚者,心悸多梦,时易惊醒,治宜安神定志丸[322]、酸枣仁汤[323]。胃中不和者,脘闷嗳气,腹中不舒,苔腻脉滑,治宜保和丸[244]。

多寐症,阴盛瞑。湿胜困,平胃行。脾虚者,用六君。中阳虚,理中温。气下陷,益气升。

多寐即嗜眠。由于脾虚湿胜、阳虚阴盛所致。湿胜困脾者,胸闷身重,苔腻脉濡,治宜平胃散[324]。脾虚者,食后困倦,治宜六君子汤[177]加麦芽、神曲、焦楂。中阳不足者,畏寒肢冷,脉弱,治宜理中汤[55]。气虚下陷者,懒言易汗,治宜补中益气汤[220]。

健忘症,补益专。伤心脾,归脾先。肾精亏,六味丸。劳伤苦,枕中丹。

健忘多由精血不足、脑失所养而致。思虑伤脾者,心悸失眠,治宜归脾汤[183]。肾精亏耗者,腰酸滑精,治宜六味地黄丸[284]加枣仁、五味、远志。劳心过度者,精神恍惚,治宜枕中丹[325]。

四十一、痹证

关节痛,痹证详;风寒湿,各偏长。

痹证为肢体、关节等处疼痛麻木、重着酸楚的疾患。乃风、寒、湿邪侵袭人体、流注经络所致。三气感受大都合并而来,但常有偏胜。

行痹风,防风汤;痛痹寒,乌头良;着痹湿,薏苡襄。

风胜为行痹,其疼痛游走不定,或见寒热表证,苔薄脉浮,治宜防风汤[326]。寒胜为痛痹,其痛较剧,宛如锥刺,遇寒痛增,苔白脉紧,治宜乌头汤[327]。湿胜为着痹,其肢体重着,肌肤麻木,苔腻脉濡,治宜薏苡仁汤[328]。

又热痹,红肿痛;白虎桂,犀角宗。

热痹局部红肿灼热,痛不可近,发热口渴,苔黄脉数,治宜白虎加桂枝汤[329]。热痹化火,痛如刀割,壮热烦渴者,治宜千金犀角汤[330]。湿热下注,足肿尿赤者,治宜二妙丸[331]加海桐皮、防己、蚕砂等。

四十二、痿证

痿无力,虚热商。

痿证为肢体筋脉弛缓,手足痿软无力,临床以两足痿弱为多见。本病大多属热属虚。

肺热熏,救肺汤。肝肾亏,虎潜方。湿热漫,二妙襄。

肺热熏灼,则心烦口渴,咳呛尿赤,苔黄脉数,治宜清燥救肺汤[138]。肝肾亏虚,则遗精腰酸,舌红,脉细数,治宜虎潜丸[332]。湿热浸淫,则两足痿软或微肿微热,胸痞尿赤,苔黄腻,脉濡数,治宜加味二妙散[333]。

四十三、脚气

脚气病,腿足软;湿邪侵,壅当宣。

脚气以腿足软弱、行动不便为特征。多由外感水湿、内伤饮食致湿邪壅滞而成。

湿脚气,性偏寒;胫肿麻,鸡鸣散;若冲心,面晦暗;毒上攻,吴萸专。

湿脚气偏寒,两胫肿大重着,软弱麻木,小便不利,苔腻脉濡,治宜鸡鸣散[334]。后期见呼吸急促,心悸,甚至神志不清,鼻煽唇紫者,为脚气冲心,治宜吴茱萸汤[335]。

干脚气,胫瘦酸;二便热,四物兼。后期冲,热毒炎;犀角散,牛黄丸。

干脚气偏热,两胫瘦而酸麻,便秘尿赤,舌红脉数,治宜四物汤[184]加牛膝、木瓜、知母、黄柏、薏苡仁。后期见气急神昏,口渴,舌红干焦,脉细数者,为脚气冲心,治宜犀角散[336]去苏叶、防风、木香,加牛黄清心丸[337]。

四十四、痉病(附:破伤风)

痉项强,四肢搐;寒热虚,致病由。

痉病以项背强急,四肢抽搐,甚至角弓反张为特征。风寒湿热之邪及血虚津少均可致病。

邪壅络,寒湿阻;胜湿汤,葛根优。热伤津,阳明求;白虎汤,承气抽。气血亏,八珍助。

风寒湿邪阻滞经络,则头痛项强,发热恶寒,肢体酸重,苔腻脉浮,治宜羌活胜湿汤[163]或葛根汤[9]。热盛伤津,则发热项强,口噤龂齿,治宜白虎加人参汤[38]。如腹满便秘,苔黄脉实,治宜增液承气汤[96]。气血亏虚者,四肢搐搦,头目昏眩,舌淡脉细,治宜八珍汤[338]。

破伤风,反张弓;玉真散,虎追风。

破伤风乃创口感受风毒,致项背强急抽搐,角弓反张,治宜玉真散[339]或五虎追风散[340]。

四十五、癫狂

重阳狂,重阴癫;七情郁,是病源;痰蒙窍,喜怒喧。

癫狂为神志失常之病,乃七情郁结、痰蒙清窍所致。重阴者癫,重阳者狂;多喜为癫,多怒为狂。

癫痴呆,痰郁结;导痰汤,温胆别;心脾虚,养心血。

癫沉默痴呆,语无伦次。因痰气郁结者,精神抑郁,时悲时喜,苔腻脉滑,治宜顺气导痰汤[341]加远志、菖蒲、郁金。烦躁不安,舌红脉数者,乃痰热扰心,治宜黄连温胆汤[117]合白金丸[342]。癫久致心脾两虚,则心悸多梦,恍惚善悲,舌淡脉细,治宜养心汤[343]。

狂妄叫,痰火扰;铁落饮,滚痰消。火伤阴,心血耗;二阴煎,定志调。

狂喧扰不宁,躁动妄为。因痰火上扰者,头痛失眠,面红目赤,舌红绛,脉滑数,治宜生铁落饮[344]或礞石滚痰丸[345]。狂久而火盛伤阴者,面红烦躁,多言善惊,舌红脉数,治宜二阴煎[346]合千金定志丸[347]。

四十六、痫证

痫病发,势突然;五畜状,吐痰涎。

痫是指以突然昏倒、四肢抽搐、口吐涎沫,或作猪羊叫,移时自苏如常人为特征的一种发作性神志异常病,乃痰涎上蒙清窍所致。

发作时,治标先;定痫丸,温胆痊。

发作时应开窍定痫,以治标为先,方用定痫丸[348]。若属痰热上扰,治宜温胆汤[241]。

若平时,脾肾健;六君子,补元煎。

平时宜健脾肾以化痰。腰酸腿软者,治宜大补元煎[226]。如食少痰多,宜合六君子汤[177]。

四十七、肠痈

肠痈痛,右下腹;劳食伤,气血瘀。

肠痈为肠内产生痈肿而出现少腹疼痛的疾患。乃饮食不节或劳伤过度,以致湿热结滞肠中,气血蕴积而成。

病之初,黄牡汤;痈已成,薏苡方;脓已溃,丹皮良。

病初多为绕脐痛,后转为右下腹痛而拒按,发热恶寒,苔黄脉数,治宜大黄牡丹皮汤[349]。若脓成,则其痛更剧,腹皮拘急,并可在右下腹触及肿块,壮热便秘,苔黄脉数,治宜金鉴薏苡仁汤[350]加银花、蒲公英。若脓溃,则腹泻而痛,时下脓血,脉濡,治宜牡丹皮汤[351]。

四十八、疝气

疝腹痛,牵睾丸;病在气,属任肝。

疝气是少腹痛引睾丸的一种病。病多在气分,与任脉及肝经关系较密切。以寒证较多。

寒疝冷,暖肝煎。水疝湿,五苓痊。气结滞,乌药旋。若虚陷,益气专。狐出入,导气先。癫肿麻,橘核丸。

寒疝阴囊肿硬而冷,苔白脉弦,治宜暖肝煎[352]。水疝者,阴囊水肿,状如水晶,或囊湿出水,治宜五苓散[12]。气疝者,阴囊肿胀偏痛,少腹不舒,治宜天台乌药散[353]。若气虚下陷,过劳而发,治宜补中益气汤[220]。狐疝者,阴囊偏有大小,时上时下,胀痛俱作,治宜导气汤[354]。癫疝者,阴囊肿硬重坠,如升如斗,麻木不知痛痒,治宜橘核丸[355]。

四十九、积聚

积聚结,胀痛生;积有形,为脏病;聚无常,腑病分;七情郁,内伤并;先气聚,后瘀成。

积聚是腹内结块,或胀或痛的一种病症。积有形,固定不移,痛有定处,病属血分,为脏病;聚无形,聚散无常,痛无定处,病属气分,为腑病。本病乃七情郁结,饮食内伤,致气滞血瘀而成。一般先气聚,后血瘀。

论积块,三期循:气滞阻,七气平;血瘀结,膈逐尊;瘀且虚,八珍君。聚攻痛,顺气行。

依积块的软硬可分为三期:初期气滞血阻,积块软而不坚,胀多于痛,脉实有力,治宜大七气汤[356]。中期气结血瘀,积块增大而硬,痛而不移,消瘦乏力,食少,舌青脉弦,治宜膈下逐瘀汤[357]。末期积块日益坚硬,疼痛加剧,面色鳌黑,舌淡紫,脉弦细,治宜八珍汤⁽³³⁸⁾加红花、赤芍、丹参。聚则腹中攻走疼痛,时聚时散,苔白脉弦,治宜木香顺气散⁽³⁵⁸⁾。

五十、鼓胀(附:虫胀)

鼓胀病,虚实分;气血水,肝脾肾;中焦塞,清浊混。

鼓胀以腹胀大如鼓、脉络暴露为特征。由饮食劳倦伤损肝脾肾,致清浊相混,水湿不泄,壅于中焦,气血凝集而成。病有气鼓、血鼓、水鼓、虫鼓之称,实胀、虚胀之别。

辨实胀,有四型:一气滞,湿阻停;疏肝散,平胃渗。二寒湿,困脾经;腹胀满,实脾饮。三湿热,中满分。四血瘀,调营饮。

实胀分四型:气滞湿阻者,腹大不坚,胁胀嗳气,尿少,苔腻脉弦,治宜柴胡疏肝散⁽²³³⁾合平胃散⁽³²⁴⁾。寒湿困脾者,腹满脘闷,尿少便溏,苔白脉缓,治宜实脾饮⁽²⁸¹⁾。湿热蕴结者,腹大胀满,烦热口苦,便秘溲赤,苔黄腻,脉弦数,治宜中满分消饮⁽³⁵⁹⁾。肝脾血瘀者,腹大坚满,脉络怒张,面暗唇紫,便黑,头颈胸臂有血痣,舌紫脉涩,治宜调营饮⁽³⁶⁰⁾。

论虚胀,有阳阴:脾肾虚,阳不运;理中汤,合五苓;化水气,肾气尊。若阴虚,责肝肾;六味丸,滋养精。

虚胀因脾肾阳虚者,胀满不甚,面黄脘闷,尿少腿肿,舌淡脉细。偏脾阳虚用附子理中汤⁽²⁶⁰⁾合五苓散⁽¹²⁾;偏肾阳虚用济生肾气丸⁽²⁸²⁾。肝肾阴虚者,腹胀尿少,面晦唇紫,齿鼻时衄,舌红绛,脉细数,治宜六味地黄丸⁽²⁸⁴⁾。

若虫胀,病更深;痞块结,腹水甚。化瘀汤,交替行;初胃苓,久六君。

感染血吸虫致胀者,病情更深。初见腹胀尿少,胁下有痞块。继则腹水增加,面色萎黄,虚浮尿少,舌淡脉虚。治以化瘀汤⁽³⁶¹⁾为主,初期与胃苓汤⁽²⁶²⁾交替服,后期与香砂六君子汤⁽²⁴⁰⁾交替服。

五十一、奔豚气

奔豚气,冲胸咽;气寒水,三者连,惊恐得,理气先。

奔豚气是自觉有气从少腹上冲胸咽的一种病。多因惊恐损伤肝肾之气，致气挟寒饮上逆而成，故治应以理气为主。

肝肾气，降逆专；奔豚汤，代赭旋。水寒逆，温阳痉；苓枣汤，加桂蠲。

肝肾气逆者，气冲胸咽，发作欲死，惊悸不宁，气还则止，苔白脉弦，治宜奔豚汤[362]或旋覆代赭汤[25]。水寒气逆者，先脐下悸动，旋即逆气上冲，苔白脉紧，治宜茯苓桂枝甘草大枣汤[363]；兼感外寒者，治宜桂枝加桂汤[3]。

五十二、郁证

郁气滞，七情伤；气及血，六郁详。

郁证是因七情所伤，气机郁滞所引起的疾病，日久不愈，则由气及血，变生多端。朱丹溪将其分为气、血、痰、火、湿、食等六郁。

实证者，气火痰：肝气结，四逆散；气化火，逍遥餐；痰气郁，夏朴专。

实证主要为气郁、化火、痰结。肝气郁结者，精神抑郁，胁痛嗳气，苔薄脉弦，治宜四逆散[364]加香附、郁金、青皮。肝郁化火者，头痛胁胀，口苦吞酸，苔黄脉数，治宜丹栀逍遥散[206]。痰气郁结者，咽中梗阻，如有炙脔，苔薄脉滑，治宜半夏厚朴汤[365]。

虚证者，久伤神；甘麦枣，归脾凭；虚火旺，滋肝饮。

虚证之因久郁伤神者，精神恍惚，悲忧善哭，苔薄脉细，治宜甘麦大枣汤[366]。如心悸不寐，治宜归脾汤[183]。阳虚火旺者，心烦少寐，眩晕，舌红脉数，治宜滋水清肝饮[212]。

五十三、疟疾

疟为病，属少阳；寒与热，若回翔；间日发，最经常；日一发，无大妨；三日作，势猖狂；久不愈，体大伤。

疟疾以寒战壮热、休作有时为特征。其邪伏于半表半里，故属少阳。初起呵欠寒战，随后高热，终则汗出热退，其脉弦。一日一发者病较轻，间日一发者最常见，三日一发者邪深病重。如久疟不愈，则体质大伤。

治之法,小柴方;热偏盛,加清凉;寒偏重,加桂姜;邪气盛,去参良;常山入,力倍强;大虚者,独参汤。

疟属少阳,故治以和解为主,小柴胡汤⁽⁴⁹⁾为常用方剂。热象盛者,加知母、石膏;寒象重者,加桂枝、干姜。邪盛而正气未衰者,去人参,加常山、草果。大虚之人用独参汤⁽¹²⁸⁾。

七宝饮,截疟方;单寒牝,柴桂姜;单热瘅,白虎汤。

体壮而痰湿重者,治宜截疟七宝饮⁽³⁶⁷⁾、常山饮⁽³⁶⁸⁾。但寒不热,或寒多热少,苔腻,脉弦迟者为牝疟,治宜柴胡桂枝干姜汤⁽⁵¹⁾。热多寒少,或但热不寒,苔黄,脉弦数者为瘅疟,治宜白虎加桂枝汤⁽³²⁹⁾,或白虎加人参汤⁽³⁸⁾。

冷热瘴,毒气传;辟秽浊,急救先;不换散,冷瘴专;清瘴汤,热瘴痉。

山瘴毒气袭人,则为瘴疟。寒甚热微,甚则神昏不语,苔白脉弦者,为寒瘴,治宜先用苏合香丸⁽¹²⁴⁾,继用加味不换金正气散⁽³⁶⁹⁾。热甚寒微,面赤渴饮,便秘溲赤,甚则神昏谵语,舌红绛,脉弦数者,为热瘴,治宜先用紫雪丹⁽⁸⁵⁾,继用清瘴汤⁽³⁷⁰⁾。

何人饮,久疟延;疟母块,鳖甲煎。

疟久则气血俱虚,面黄形瘦,脉弱,治宜何人饮⁽³⁷¹⁾。痰瘀结于胁下,扪之有形者,为疟母,治宜鳖甲煎丸⁽³⁷²⁾。

五十四、诸虫

食不洁,患诸虫;萎黄瘦,时腹痛。

饮食不洁,则患诸虫。症见嘈杂腹痛,时发时止,面黄肌瘦。

蛔结块,唇面斑;追虫类,化虫专;若蛔厥,乌梅丸。

蛔虫内扰,则腹痛时作,按之有块,唇面上有白色虫斑,贪食,面黄肌瘦,治宜追虫丸⁽³⁷³⁾、化虫丸⁽³⁷⁴⁾。脘部剧痛,汗出肢冷,呕吐蛔虫者,为蛔厥,治宜乌梅丸⁽⁷¹⁾。

蛲夜动,肛门痒;使君粉,或灌肠。

蛲虫夜间爬出肛门,蠕动作痒,治宜使君子大黄粉⁽³⁷⁵⁾或追虫丸⁽³⁷³⁾;外用生百部煎剂灌肠。

寸白虫,腹痛泻;槟榔汤,榧子接。

寸白虫内扰肠中,则腹胀或隐痛、腹泻、面黄乏力,治宜槟榔汤[376]。若腹胀甚,宜用榧子散[377]。

第六卷

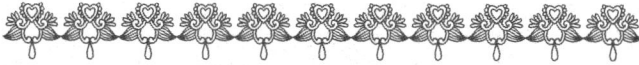

妇 科 学

一、概论

妇科学,范围广:经带异,胎产详。

妇科学是研究妇女经、带、胎、产的科学。

血为本,气偏旺;月信准,体自康;疾病作,冲任伤。

妇女以血为本,其有余于气,不足于血,以其数脱血,故又使气分偏盛。冲为血海,任主胞胎,气顺血和,冲任通盛,则经调体健;反之,气血失调,冲任损伤,则疾病由是而生。

少女时,重肾脏;中年妇,肝宜养;经断后,健脾良。

根据妇女不同年龄的生理特点,应分别重视肝脾肾三脏的作用。少女时,肾气初盛,应以摄肾为主;中年时,经产伤血,应以养肝为主;年老经断后,肾衰血虚,全赖后天水谷滋养,应以健脾为主。

论治则,复机能:调气血,五脏宁;和脾胃,生化盛;疏肝气,血海静;补肾气,能藏精;固冲任,求本根。

妇科病的治疗法则:第一,调气血,则五脏安和,经脉通畅;第二,和脾胃,则气血有生化之源;第三,疏肝气,则血海宁静;第四,补肾气,则精充气足而冲任通盛,自无经、带、胎、产之疾。故固冲任实为求本之意。

二、月经病

月经病,多违期,量色质,变常序。

月经病包括月经周期、经量、经色、经质的改变,以及伴随而至的一些其他病变。

致病因,主次理:寒热湿,外邪欺;忧思怒,内伤里;房室累,劳倦疲。

月经病的致病因素是多方面的。外感邪气以寒、热、湿为主,内伤之中常以忧、思、怒以及房事不节、劳倦过度居多。

经早至,多属热;渐迟至,多寒邪;错杂至,肝郁结。

一般来说,经行先期的多属热,后期的多属寒,先后无定的多属肝气郁结。

实量多,虚淡色;热紫红,寒纯黑;瘀为患,血块泻。

经量多而浓的属实,量少色淡的属虚;紫赤的属热,纯黑的属寒;下血块的属血瘀。

1. 经期异常

经先期,热与虚。先期类,血热除;黑逍遥,肝热郁,归脾汤,气虚与。

经行先期主要属血热与气虚。血热者,量多色紫质浓,心烦口渴,脉数,治宜先期汤(378)或清经汤(379)。如肝郁化热,则兼乳房及小腹胀痛,治宜丹栀逍遥散(206)。气虚者,量多色淡质稀,神疲气短,舌淡脉虚,治宜归脾汤(183)。

经后期,气血阻。温经汤,实寒休;大营煎,虚寒求;养荣汤,血虚救;香附丸,气郁疏。

经行后期主要属寒与虚。血寒者,色黯量少,小腹冷痛,得热稍减,舌淡脉迟为实寒,治宜温经汤(380);色淡量少,腹痛绵绵,喜温喜按,舌淡,脉沉细为虚寒,治宜大营煎(381)。血虚者,量少色淡,面黄心悸,舌淡脉细,治宜人参养营汤(277)或八珍汤(338)。气郁者,小腹胀甚而痛,胸闷不舒,脉弦,治宜七制香附丸(382)。

经愆期,气血伤;逍遥散,肝郁畅;固阴煎,肾虚商;若瘀血,桃红汤;若脾虚,六君襄。

月经先后无定主要属肝郁与肾虚。肝郁者,经行不畅,乳房及小腹胀痛,脉弦,治宜逍遥散(230)。肾虚者,量少色淡质稀,头晕腰酸,舌淡,脉沉弱,治宜固阴煎(383)加肉桂、附子。瘀血者,经色紫黯有块,腹痛拒按,治宜桃红四物汤(384)。脾虚者,色淡质稀,面黄便溏,白带多,脉虚,治宜归芍六君子汤(385)。

2. 经量异常

经量多,虚与热。气虚者,淡清测;举元煎,升固摄。血热者,红紫色;先期汤,清凉折。

月经过多多属气虚或血热。气虚者,过期而量多,色淡而清,气短肢软,舌淡脉虚,治宜举元煎(386)。血热者,量多,色紫而稠,心烦尿短,苔黄脉数,治宜先期汤⁽³⁷⁸⁾。

经量少,虚与瘀。滋血汤,血虚予。过期饮,血瘀逐。

月经过少多属血虚或血瘀。血虚者,量少色淡,头晕心悸,舌淡脉虚,治宜人参滋血汤⁽³⁸⁷⁾。血瘀者,色紫黑有块,小腹拒按,血块排出后则痛减,舌紫脉涩,治宜过期饮⁽³⁸⁸⁾。

3. 经行异症

经行衄,称倒经;气血逆,热为病。肝郁火,胁胀疼;宜清经,四物平。肺阴虚,咳嗽频;宜润燥,生津宁。

倒经多属血热气逆。肝经郁火者,量多色红,口苦胁胀,苔黄,脉弦数,治宜清经四物汤⁽³⁸⁹⁾。肺阴虚者,经少色红,潮热咳嗽,舌红无苔,脉细数,治宜活血润燥生津汤⁽³⁹⁰⁾。

经便血,错经泻;热蕴肠,大便结;约营煎,邪火灭。

错经多属热积肠中,经前大便下血而经行量少色紫稠,尿赤便结,舌红苔黄,脉滑数,治宜约营煎⁽³⁹¹⁾。

经行泻,脾肾虚;治求本,调经辅。谷不化,参苓术。五更作,宜温补;四神丸,合健固。

经行大便泄泻,经净即止者,多属脾肾虚弱,故治应以健脾温肾为主,调经为辅。脾虚者,泻下物多完谷不化,面黄浮肿,腹胀,苔白脉濡,治宜参苓白术散⁽¹⁸²⁾加葛根、香附。肾虚者,五更泄泻,腰酸肢冷,舌淡脉沉,治宜四神丸⁽²⁶³⁾合健固汤⁽³⁹²⁾。

经行热,内外伤。有表邪,头项强;四物主,桂枝襄。因内伤,潮热作;虚滞者,逍遥和;骨皮饮,虚热啜;益气汤,气虚却;六味丸,肾虚酌。

经行发热有外感内伤之别。因外感者,恶风项强,经量少色淡,苔薄白,脉浮,治宜桂枝四物汤⁽³⁹³⁾。因内伤者,多为潮热。其属虚滞,则经少色紫,头眩脉弦,治宜逍遥散⁽²³⁰⁾加牡丹皮、桃仁。其属虚热,则心烦舌红,脉细数,治宜加味地骨皮饮⁽³⁹⁴⁾。属气虚,则乏力少气,舌淡脉虚,治宜补中益气汤⁽²²⁰⁾。属肾虚,则腰膝酸软,舌红,脉虚数,治宜六味地黄丸⁽²⁸⁴⁾。

4. 痛经

经行痛,称痛经;腹与身,两处分;经前发,为实证;经后作,虚证明。

痛经分经行腹痛和经行身痛,乃气血不畅所致。经前或经期痛的为实,经后始痛的为虚。

少腹痛,最经常。气血滞,胸胁胀;宜运行,逐瘀汤。寒湿凝,冷痛凉;经色黯,温经商。气血虚,疼痛长;大补丸,八珍尝。肝肾亏,腰痠胀,脉沉细,调肝汤。

经行时,小腹及腰部疼痛为最常见。气滞血瘀者,小腹及胸胁胀痛,经色紫而夹块,舌紫黯,脉沉弦,治宜血府逐瘀汤(395)。寒湿凝滞者,小腹冷痛,经色不鲜,舌紫苔白,脉沉紧,治宜温经汤(380)。气血虚弱者,腹痛绵绵,经色淡而质清,舌淡脉虚,治宜三才大补丸(396)或八珍汤(338)。肝肾亏损者,经后痛连腰部,舌淡,脉沉细,治宜调肝汤(397)。

又身痛,多血虚;建中类,养筋骨。常兼证,标本顾:兼风湿,五积祛;兼风寒,桂麻驱;兼气郁,乌药主。

经行身痛多属血虚不养筋骨,治宜黄芪建中汤(194)之类。如兼有他证,则治应兼顾。兼风湿者,身重肢倦,头痛恶风,治宜加减五积散(398);兼风寒者,恶寒无汗,治宜麻黄四物汤(399);如有汗恶风,治宜桂枝四物汤(393);兼气郁者,胸闷胁胀,便泄不畅,治宜乌药顺气散(400)。

5. 闭经

闭经证,分虚实;虚血枯,实邪滞;妊亦闭,细辨之。

闭经分虚实两种。虚者为阴血不足,无血可下;实者为实邪阻隔,脉道不通,血不得下。本病与早孕有别:早孕月经多为骤停,且兼恶心呕吐,择食体倦,脉滑;闭经多由月经不调,经量渐少而停闭,兼腹胀、潮热、脉涩。

脾虚者,大便溏;参苓术,归脾汤。

脾虚者,食少便溏,面黄腹胀,神疲心悸,苔白脉弱,治宜参苓白术散(182)或归脾汤(183)。

阴血虚,面色苍;小营煎,地黄襄。

血虚者,面色苍白,头晕心悸,舌淡脉细,治宜小营煎⁽⁴⁰¹⁾。甚者,用补肾地黄丸⁽⁴⁰²⁾。

气血瘀,胁腹胀;乌药散,气滞商;通瘀煎,血瘀畅;䗪虫丸,亦妙方。

气滞血瘀者,胸闷胁胀,小腹硬痛,舌边紫,脉弦涩。如偏气滞,则胀痛甚,治宜乌药散⁽⁴⁰³⁾;偏血瘀,则腹痛拒按,治宜通瘀煎⁽³¹⁰⁾或大黄䗪虫丸⁽¹⁹⁵⁾。

寒湿阻,腹冷凉;若偏寒,温经汤;若偏湿,湿痰方。

寒湿凝滞者,腹冷痛,白带多,苔白脉濡。偏寒治宜温经汤⁽³⁸⁰⁾,偏湿治宜治湿痰方⁽⁴⁰⁴⁾。

6. 崩漏

崩漏病,本一症;淋沥漏,注下崩;热虚瘀,冲任损;急治标,缓图本;漏养血,崩固升。

崩漏本乎一证,势急、出血多者为崩;势缓、淋漓血少者为漏。多因血热、气虚、血瘀及气郁致冲任损伤、不能固摄而成。治当急则治标以止血,缓则图本以治其源。治崩重在固涩升提,治漏重在养血行气。

血热者,色红深;宜清热,用固经。

血热,则下血量多而色深红,头晕烦躁,舌红苔黄,脉数,治宜清热固经汤⁽⁴⁰⁵⁾。

气虚者,质淡清;举元煎,或独参。

气虚,则下血色淡质清,神疲气短,舌淡脉虚,治宜举元煎⁽³⁸⁶⁾。如血大下不止,汗出肢冷,昏不知人,脉微欲绝者,治宜独参汤⁽¹²⁸⁾。

血瘀者,小腹痛;宜逐瘀,用止崩。

血瘀,则下血紫黑而有瘀块,小腹疼痛拒按,舌紫脉涩,治宜逐瘀止崩汤⁽⁴⁰⁶⁾。

7. 经断前后诸症

经断期,诸症异:易烦怒,昏眩悸,手心热,腰痛戚。

妇女在经断前后,往往出现心烦易怒、情志失常、头昏目眩、心悸耳鸣、失眠、腰痛、颧红口干、手心热、食少等症。

肾气衰,冲任疲;重调补,肝肾脾;六味丸,增之弸;补心丹,水火济;温胞饮,阳虚宜。

本病乃肾气衰弱、冲任虚损所致,治当补肾养肝健脾以调冲任,常用六味地黄丸⁽²⁸⁴⁾加龙骨、牡蛎、龟版、白芍、石决明。如心肾不交,失眠怔忡,治宜天王补心丹⁽¹⁸⁹⁾。如脾肾阳虚,头晕浮肿,腰酸便溏,白带量多,舌淡,脉沉细,治宜温胞饮⁽⁴⁰⁷⁾加茯苓、泽泻。

三、带下病

带下病,五色分;湿热注,脾肾损;升脾阳,除湿淫,兼解毒,固肝肾。

带下随其颜色的不同,而有白带、黄带、赤带、黑带及赤白带、五色带之分,一般称白带。病因主要为脾虚肝郁、肾气不足、湿热下注或感受湿毒而起,治应健脾固肾,升阳除湿,兼以清热解毒。

脾虚者,白带淋;完带汤,健且升。肝郁热,逍遥寻。

脾虚者,白带连绵不断,纳少便溏,舌淡脉弱,治宜完带汤⁽⁴⁰⁸⁾。若脾虚肝郁化热,则带下色黄、臭秽、溲赤,治宜丹栀逍遥散⁽²⁰⁶⁾。

肾虚者,带清冷;内补丸,下元温。

肾虚者,带下清冷,面晦便溏,腰酸尿清,舌淡,脉沉迟,治宜内补丸⁽⁴⁰⁹⁾。

湿毒侵,带浊浑;止带方,湿热清。

感受湿毒者,带下如米泔,或如脓血,阴痒尿赤,苔黄脉数,治宜止带方⁽⁴¹⁰⁾。

四、妊娠病

妊娠期,生理异:血偏虚,气易聚。

妊娠期中,既易阴血偏虚,又易气滞为病。

治兼顾,病易已;培脾肾,固本计。

妊娠病的治疗原则是治病与安胎并举,补肾培脾,则本固血充而胎自安。

用药法,贵相宜;勿破血,慎耗气;毒烈类,均应忌;禁忌歌,尤须记。

妊娠期中,凡破血耗气、峻下滑利、有毒及性烈之药,都应慎用或禁用,免得堕胎。

1. 恶阻

恶阻发，孕之初；头眩晕，食即吐；胃气逆，冲脉究。

恶阻乃妊娠初期见恶心呕吐、眩晕恶食或食入即吐者。乃胃气不降，冲气上逆所致。

若胃虚，脘闷胀，倦思睡，六君良。

胃气虚弱者，脘胀呕恶，倦怠思睡，脉滑乏力，治宜香砂六君子汤[240]。

因肝热，酸水长，胸胁满，苏连汤。

肝热者，呕吐酸水，脘闷胁痛，脉弦滑，治宜苏叶黄连汤[411]加半夏、陈皮、竹茹。

痰滞者，心悸漾，呕痰涎，夏苓汤。

痰饮停滞者，呕吐痰涎，胸满心悸，苔腻脉滑，治宜小半夏加茯苓汤[252]。

2. 胞阻

胞阻病，胸腹痛；气血滞，调则通。

胞阻为妊娠胸腹疼痛，主要由于气血运行不畅所致，治当以调气安胎为主。

虚寒者，腹冷痛；艾附丸，能暖宫。

虚寒者，腹胀冷痛，舌淡脉弦，治宜艾附暖宫丸[412]。

因心虚，心悸忡，痛绵绵，胶艾宗。

血虚者，腹痛绵绵，按之痛减，面黄心悸，舌淡脉虚，治宜胶艾汤[413]。

若气郁，胁腹壅，易烦怒，逍遥融。

气郁者，腹胀胁痛，烦怒嗳气，苔薄脉弦，治宜逍遥散[230]加苏梗、陈皮。

3. 胎动不安、胎漏、堕胎小产

胎不安，漏下频，小腹坠，腰酸甚；调气血，固冲任。

胎动不安、胎漏均有不同程度的腹坠腰酸及阴道出血见症，甚者则堕胎小产。主要是气血不调、冲任不固所致。治当调气血、固冲任。

若气虚，神委靡，血色淡，举元益。

气虚者,精神委靡,面色㿠白,下血色淡,舌淡脉弱,治宜举元煎[386]加味。

若血虚,黄肿颐;胎元饮,坠下已。

血虚者,面色淡黄而浮肿,小腹坠甚,舌淡脉虚而滑,治宜胎元饮[414]。

若肾虚,尿频遗;寿胎丸,强腰膝;盘石散,滑胎宜。

肾虚者,腰酸腹坠,小便频数,腿软耳鸣,舌淡,脉沉弱,治宜寿胎丸[415]。如经常滑胎者,治宜泰山磐石散[416]。

因血热,色红鲜,烦且渴,保阴煎。

血热者,下血鲜红,心烦口渴,舌红苔黄,脉数,治宜保阴煎[417]。

因外伤,跌仆闪;胎气损,圣愈痊。

跌仆闪挫或持重过度者,均可致胎动下血,腰酸腹痛。治宜圣愈汤[418]加味。

4. 子烦

子烦病,神不宁;虚痰郁,火乘心。

子烦为妊娠烦闷不安,乃阴亏痰郁、火热乘心所致。

阴虚者,潮热生,口咽干,参麦润。

阴虚者,烦而不满,午后潮热,口干咽燥,舌红,脉细数,治宜人参麦冬散[419]。

痰热者,中脘闷,晕呕悸,竹沥清。

痰火者,烦闷不安,头晕脘闷,呕吐心悸,苔黄腻,脉滑,治宜竹沥汤[420]。

肝郁者,木火焚;胁胀痛,逍遥增。

肝郁化火者,两胁胀痛,舌红苔黄,脉弦数,治宜逍遥散[230]加栀子、黄芩。

5. 子肿

子肿病,气水辨;察肤色,视凹陷;温脾肾,行气先。

子肿为妊娠肢体肿胀。其因水停者,皮薄色白而光亮,按之凹陷,不易复起;因气滞者,皮厚而色不变,随按随起。乃脾肾阳虚、气阻湿滞所致。治当温脾肾或理气渗湿。

脾虚者,大便溏;白术散,健脾阳。

脾虚者,纳少便溏,口淡皮黄,舌淡苔白,脉弱,治宜白术散[421]。

肾虚者,腰酸恙,下肢冷,真武汤。

肾虚者,腰酸,下肢逆冷,心悸气短,舌淡,脉沉迟,治宜真武汤[31]。

气滞者,胸闷胀;天仙藤,为散尝。

气滞者,胸胁闷胀,食少头晕,苔腻脉弦,治宜天仙藤散[422]。

6. 子痫

子痫病,头眩晕,四肢搐,神志昏。

子痫为分娩前后忽然眩晕昏仆、抽搐直视、牙关紧闭、口吐白沫、少时自醒者。

肾阴虚,肝阳升;钩藤汤,养兼镇。

本病多属肾阴亏虚、肝阳上越,轻时头晕目眩、面色潮热,重时昏仆抽搐,治宜钩藤汤[423]去人参、桔梗,加龙骨、牡蛎、地黄、阿胶。

热生风,羚角清;寒痰劫,葛根增。

肝热生风者,面赤发热,性急易怒,抽搐,脉弦数,治宜羚角钩藤汤[88]或羚羊角散[424]加天麻、全蝎。感受风寒者,体痛呕逆,痰鸣流涎,神昏抽搐,治宜外台葛根汤[425]加胆星。

7. 子悬

子悬病,胎气逆;胸腹满,烦喘急;阴血亏,肝乘脾。

子悬为妊娠胸腹胀满、喘急不安者,乃肾阴亏损、水不涵木、肝气乘脾所致。

紫苏饮,理气机;养血汤,培本宜。

本病先宜以紫苏饮[426]加黄芩疏肝理气以治标,后用阿胶养血汤[427]滋阴益血以培本。

8. 子瘖

子瘖病,妊失音;掌心热,头眩晕,心悸烦,时耳鸣;六味丸,益肾阴;兼痰火,桑贝增。

子瘖为妊娠期声音嘶哑或不能出声音,乃肾阴不足所致。手掌心热,头晕耳鸣,心悸而烦,颧红,舌红,脉细数者,治宜六味地黄丸[284]加沙参、麦冬。如兼有痰火,则咳吐稠痰,宜加桑皮、贝母、桔梗、紫菀。

9. 子嗽

子嗽病,肺阴虚,干咳甚,带血珠,口咽燥,潮热剧;固金汤,燥咳愈。

子嗽为妊娠期中肺阴亏损而致的燥咳,多干咳无痰,或呛咳带血,咽干口燥,午后潮热,舌红干,脉细数,治宜百合固金汤(169)。

10. 转胞

转胞病,尿不通,胎下坠,小腹痛。

转胞为妊娠期中小便不通、小腹胀急疼痛者,乃胎气下坠、压迫膀胱所致。

气虚者,头晕重,觉气短,心悸怔;导溺汤,升陷宗。

气虚者,头重眩晕,心悸气短,尿频而少,小腹胀急,舌淡苔薄,脉虚而滑,治宜益气导溺汤(428)。

肾虚者,腰腿软,面晦暗,畏寒倦;肾气丸,温化痊。

肾虚者,畏寒腰酸,小便频数,继则不通,舌淡,脉沉滑无力,治宜肾气丸(172)。

又湿热,尿赤黄;茯苓散,冬葵良;归贝参,血虚尝。

湿热者,小便黄赤难解,心烦胸闷,治宜茯苓散(429)或冬葵子散(430);虽有湿热而素体血虚者,治宜当归贝母苦参丸(431)。

11. 子淋

子淋病,小便频,点滴下,疼痛甚;气不化,水不行;勿大利,宜清润。

子淋为妊娠期中小便频数淋痛,乃膀胱气化不行所致。治当清润为主,不宜过利伤胎。

阴虚者,两颧红,烦不寐,六味崇。

阴虚者,尿少色黄,颧红心烦,舌红,脉细数,治宜六味地黄丸(284)去山萸肉,加麦冬、车前。

实热者,尿热痛,口渴苦,导赤宗。

实热者,尿赤热痛,口苦而渴,心烦口疮,舌红苔黄,脉滑数,治宜导赤散(219)。

气虚者,尿后疼,溲不禁,难制控;止淋汤,益气宏。

气虚者,小便淋沥不能制约,解后疼痛,尿清气短,舌淡脉虚,治宜益气止淋汤⁽⁴³²⁾加益智仁、升麻、甘草。

12. 死胎不下

死胎者,胎动停,口恶臭,漏下淋,腹痛冷,喘满闷;运行碍,下之生。

胎儿死于腹中,则孕妇自觉胎动停止,腹部不再增大,或时有恶露流出,或口出恶臭及腹满喘闷,乃气血运行障碍所致,治以下胎为主。

气血虚,疲倦形;疗儿散,补兼行。

气血虚弱者,神疲消瘦,面黄纳少,小腹疼痛,恶露淡红,治宜疗儿散⁽⁴³³⁾。

血瘀阻,面舌青;脱花煎,攻破凭。

血瘀者,恶露紫黑,腰腹胀急,面青唇暗,舌紫黯,脉沉涩,治宜脱花煎⁽⁴³⁴⁾。

13. 难产

难产者,有多样:生理异,手术良;胎不正,早查防;气血乖,调和量。

难产有三个因素:产道狭窄者,须用手术治疗;胎位不正或胎儿过大者,应在妊娠期间勤检查,及时矫正胎位,并注意饮食起居;气血虚弱或瘀滞者,应以调气和血为主。

虚弱者,微痛胀,面苍白,难产方。

气血虚弱者,腹坠微痛,下血量多而色淡,面苍神疲,脉虚,治宜难产方⁽⁴³⁵⁾。

若瘀滞,剧痛样;脱花煎,行则昌。

气滞血瘀者,腰腹剧痛,下血量少而色黯,面青胸闷,脉沉实,治宜脱花煎⁽⁴³⁴⁾。

14. 子宫外孕

宫外孕,经过期;内出血,势危急;如崩漏,下点滴,腹剧痛,四肢逆。

子宫外孕为月经过期至五六十天时,突然下腹部剧痛,阴道有少量出血;或突然晕倒,面色苍白,冷汗淋漓,肢厥脉微,此为宫外孕破裂大出血,病情非常危急。

血大出,速益气;独参汤,固脱宜。

腹内大出血者,则昏厥汗出,脉微欲绝,治宜急用独参汤⁽¹²⁸⁾或参附汤⁽¹⁵⁷⁾。

包块成,祛瘀须;外孕汤,血肿已。

内出血在盆腔内形成血肿包块者,治宜宫外孕汤⁽⁴³⁶⁾加三棱、莪术。

势危急,合西医;输血液,手术宜。

腹内大出血,病势危急者,应中西结合治疗,立即输液输血,然后采用手术治疗。

五、产后病

产后病,机理殊:阳浮散,阴血虚,邪易侵,血常瘀;勿拘产,勿忘虚。

产后阴血骤虚,阳易浮散,故常致瘀血内阻或外邪侵袭,其治应根据亡血伤津、多虚多瘀的特点,本着"勿拘于产后,亦勿忘在产后"的原则,斟酌病情,辨证施治。

1. 胎衣不下

息胞者,衣留宫;亏损致,或寒中。

息胞为胎衣不下。乃元气亏损,无力送出;或产时感寒,血液凝滞所致。

正气虚,失血重,腹微胀,但不痛;生化加,补兼通,增益母,化瘀功。

正气虚者,失血量多,面苍心悸,少腹微胀,按之不痛而有块,舌淡脉弱,治宜加参生化汤⁽⁴³⁷⁾。如兼血滞腹痛,可加服益母丸⁽⁴³⁸⁾。

寒凝滞,痛拒按,恶露少,色红黯;温化瘀,黑神散。

寒凝血滞者,腹冷痛拒按,恶露少而色黯红,面青,脉沉涩,治宜黑神散⁽⁴³⁹⁾加牛膝。

外治法,亦可痊,敷或熨,针灸兼。

本病可用外治法治疗:用蓖麻肉一两研细成膏,涂产妇足心;或用艾叶炒热熨少腹;或取中极穴,先针后灸均可。

2. 产后腹痛

产后痛,称儿枕;运行滞,疼痛生。

儿枕痛为产后小腹疼痛。乃气血运行不畅所致。

因血虚,疼痛吟,且喜按,耳中鸣;肠宁汤,建中增。

血虚者,腹中疼痛,软而喜按,头晕耳鸣,舌淡脉虚,治宜肠宁汤⁽⁴⁴⁰⁾。如血虚兼寒,腹痛得热则减,治宜内补当归建中汤⁽⁴⁴¹⁾。

因寒凝,腹冷痛,多拒按,得热松;香桂丸,温散通。

寒凝者,小腹冷痛拒按,得热稍减,痛甚欲呕,舌淡苔白,脉沉紧,治宜香桂丸⁽⁴⁴²⁾。

3. 产后血晕

产后晕,眩晕昏,或呕吐,或口噤;虚与瘀,两病因;速急救,促清醒;可针灸,可醋熏。

产后血晕为分娩后突然头晕目眩,恶心呕吐,或神昏口噤者。乃失血过多,气失所依,或恶露不下,气血逆乱而成。应迅速采取急救措施,促其清醒,可用针灸或醋熏等治疗方法。

属血虚,恶寒多,面苍白,冷汗作;补血加,独参妥。

血虚者,失血过多,面苍昏迷,冷汗淋漓,舌淡脉微,治宜加味当归补血汤⁽⁴⁴³⁾。如虚甚欲脱者,治宜独参汤⁽¹²⁸⁾或参附汤⁽¹⁵⁷⁾。

属血瘀,恶露少,腹拒按,喘促貌;清魂散,补兼消。

血瘀者,恶露不下,腹痛拒按,神昏喘促,口噤握拳,唇面及舌质均紫黯,脉涩,治宜清魂散⁽⁴⁴⁴⁾加当归、延胡、血竭、没药、童便。

4. 恶露不下

恶露留,须辨证;胀或痛,气血分。

恶露不下为孕妇分娩后宫内余血和浊液停留不下者。其因不外气滞和血瘀。

气滞者,腹胀甚,胸胁满,芎归饮。

气滞者,小腹胀甚于痛,胸胁胀满,苔薄脉弦,治宜香艾芎归饮⁽⁴⁴⁵⁾加乌药。

血瘀者,剧痛凭,现包块,生化增。

血瘀者,小腹疼痛拒按,痛处有块,恶露紫黯,舌紫脉涩,治宜生化汤⁽⁴⁴⁶⁾加红花、益母草。

5. 恶露不绝

恶露淋,责冲任;热虚瘀,三病因。

产后恶露淋漓,日久不绝者,乃冲任为病,其因有气虚、血热、血瘀三种。

气虚者,色淡红,多而稀,益气宗。

气虚者,恶露色淡红而量多质稀,腹坠神疲,舌淡脉弱,治宜补中益气汤[220]。

血热者,色红鲜,稠且臭,保阴煎。

血热者,恶露色红质稠而臭,面红口干,舌红脉数,治宜保阴煎[417]去熟地,加阿胶、旱莲草、乌贼骨。

血瘀者,色紫黯,少腹痛,佛手散。

血瘀者,恶露量少色紫黑,或夹血块,腹痛拒按且有包块,舌边紫,脉弦涩,治宜佛手散[447]加益母草、延胡、炮姜炭。

6. 产后发痉

产后痉,失血成;项背强,牙关紧。

产后发痉,为产褥期中突然项强抽搐,甚至角弓反张、口噤不开者。乃产后失血伤津、筋脉失于濡养所致。

因血虚,面色苍,脉微细,三甲汤。

血虚者,面色苍白,四肢搐搦,舌淡,脉微细,治宜三甲复脉汤[92]加人参、钩藤、天麻。

感邪毒,角弓张,发寒热,止痉尝。

因产创感染邪毒者,发热恶寒,口噤,角弓反张,脉浮弦,其治则轻者用华佗愈风散[448],重者合止痉散[449]加僵蚕、寄生。

7. 产后发热

产后热,阴血亏;阳浮散,腠理脆;邪易侵,虚瘀随;调气血,和营卫。

产后发热不退,乃血虚阳浮,营卫不固,邪气侵袭所致。大体分血虚、血瘀、外感三种。其治当调气血、和营卫。

因血虚,身热微,眩晕悸,八珍类。

血虚者,微热汗出,眩晕心悸,舌淡红,脉芤,治宜八珍汤[338]加黄芪、地骨皮。

因血瘀,腹痛胀,下血块,生化汤。

血瘀者,恶露色紫且挟有血块,腹痛拒按,舌紫脉涩,治宜生化汤[446]加丹参、红花。

因外感,头痛强;用四物,加荆防。

外感者,发热恶寒,头痛项强,腰酸背楚,苔白脉浮,治宜四物汤[184]加荆芥、防风。

8. *产后大便难*

大便难,肠燥艰,血骤虚,津液干;四物汤,诸仁参。

产后大便干燥难解,乃血亏津伤,不能濡润肠道所致,治宜四物汤[184]加肉苁蓉、松子仁。

9. *产后小便频数与失禁*

尿频数,膀胱病;若自遗,称失禁;病理同,责肺肾。

产后小便频数或失禁,乃肺肾气虚,膀胱失约所致。

因气虚,觉胸闷,气短少,益气增。

气虚者,胸闷气短,乏力,舌淡脉弱,治宜补中益气汤[220]加山茱萸、益智仁。

因肾虚,夜尿甚,腰膝软,肾气温。

肾虚者,夜尿特多,腰酸腿软,舌淡,脉沉迟,治宜肾气丸[172]加桑螵蛸、覆盆子。

产时伤,小便淋,夹血液,芪归凭。

产时损伤膀胱,则小便淋漓不断,或夹有血液,治宜黄芪当归散[450]。

10. *产后小便不通*

尿闭症,腹胀急;气不化,水不利。

产后小便不通、小腹胀急疼痛者,乃气虚不化或气滞膀胱,以致水道不利。

属气虚,神委靡,脉缓弱,语无力;通脬饮,补利剂。

气虚者,精神委靡,言语无力,舌淡脉弱,治宜补气通脬饮[451]。

属肾虚,腰酸戚,腹满痛,用肾气。

肾虚者,小腹满而痛,腰酸面晦,舌淡苔白,脉沉迟,治宜肾气丸[172]。

属气滞,精神抑,两胁胀,木通须。

气滞者,精神抑郁,两胁胀痛,烦闷不安,脉弦,治宜木通散⁽⁴⁵²⁾。

11. 缺乳

缺乳症,虚实谙。

缺乳有虚实之分:虚者乃气血生化不足,实者乃肝气郁结而乳汁不行。

气血虚,无胀感,面苍白,通乳丹。

气血虚弱者,乳房无胀痛感,面色苍白,食少便溏,脉虚细,治宜通乳丹⁽⁴⁵³⁾。

肝气滞,胸胀满,或发热,涌泉散。

肝气郁滞者,乳房胀满而痛,精神抑郁,甚或发热,苔薄脉弦,治宜下乳涌泉散⁽⁴⁵⁴⁾。

12. 乳汁自出

乳自出,虚实辨;体健妇,曰自然。

乳汁自出有虚实之辨:虚者乃气血虚弱,实者乃肝经郁热。体健乳溢者属正常。

气血虚,乳房软,汁清稀,用十全。

气血虚弱者,乳房柔软无胀满感,乳汁量少而清稀,面苍神疲,心悸气短,舌淡脉弱,治宜十全大补汤⁽⁴⁵⁵⁾去川芎,加五味、芡实。

肝郁热,房满坚,便秘赤,逍遥添。

肝郁气滞蕴久化热者,乳房胀满,便秘溲赤,苔薄黄,脉弦数,治宜丹栀逍遥散⁽²⁰⁶⁾加蒲公英。

曰乳泣,未产前;大虚候,哺育艰。

乳泣为妊娠期中乳汁自出者,多为气血大虚之候。其生子多不易哺育。气血旺盛,乳汁特多而胀满外流者,不属病态。

六、妇科杂病

1.不孕

不孕症,责肝肾,气血乖,冲任寻。

女子不孕主要为肾气不足、肝气郁结,或冲任气血失调所致。

因肾虚,小便清,腰腿软,毓麟温。

肾虚者,小便清长,月经量少,腰酸腿软,苔白,脉沉迟,治宜毓麟珠[456]。

因血虚,面萎黄,经量少,养精汤。

血虚者,面色萎黄,头晕目眩,月经量少色淡,舌淡脉细,治宜养精种玉汤[457]。

因痰湿,形肥胖,白带多,启宫方。

痰湿者,形体肥胖,头晕心悸,白带稠粘而多,苔腻脉滑,治宜启宫丸[458]。

因肝郁,乳房胀,经愆期,开郁汤。

肝郁者,经前乳房胀甚,月经愆期量少,沉默寡欢,舌红脉弦,治宜开郁种玉汤[459]。

2. 癥瘕

癥瘕病,结块生;妇易患,瘀滞成;癥坚硬,瘕无形;辨气血,论久新。

癥瘕为腹内有结块的一种病证,男女均可发病,而以妇人多见。癥坚硬成块,属血;瘕痞满无形,属气。均为气滞血瘀所致。

血瘀者,痛拒按;桂苓先,䗪虫丸。

血瘀者,积块疼痛拒按,舌紫脉涩。轻者用桂枝茯苓丸[460];重者用大黄䗪虫丸[195]。

气滞者,时聚散,无定处,香棱丸。

气滞者,积块时聚时散,痛无定处,苔薄,脉沉弦,治宜香棱丸[461]。

3. 脏躁

脏躁症,神不宁;常悲伤,呵欠频;阴血亏,火扰心;甘麦枣,滋养润。

脏躁为神志烦乱,常常悲伤欲哭,频作呵欠者。乃阴血亏耗,火扰心神所致。治宜甘麦大枣汤[366]。

4. 阴痒

阴痒者,甚或痛,出黄水,白带凶;湿热蕴,染病虫;渗湿汤,龙胆从;外熏洗,效更宏;蛇床方,撮痒宗。

阴痒为阴道内或外阴部瘙痒,甚则痒痛难忍,或时出黄水,且兼白带增多。多因湿热蕴结,感染病虫所致。溲赤脘闷,苔黄腻,脉滑数者,治宜萆薢渗湿汤[462]加知母、苍术。肝经湿热下注,易怒口苦,舌红,脉弦数者,治宜龙胆泻肝汤[210]。若再配合蛇床子洗方[463]或揩痒汤[464]煎汤熏洗,则收效更捷。

5. 子宫脱垂

子宫脱,气下陷,小腹坠,劳累见。

子宫脱垂多因劳累所伤,致气虚下陷、冲任不固而成。

因气虚,神疲倦,气短悸,益气专。

气虚者,精神疲倦,心悸气短,苔薄脉虚,治宜补中益气汤[220]。

因肾虚,腰膝软,眩晕鸣,补元煎。

肾虚者,腰酸膝软,头晕耳鸣,舌淡脉弱,治宜大补元煎[226]加鹿胶、紫河车、升麻。

外擦伤,溃肿现,黄水淋,龙胆痊。

子宫脱出后,因摩擦损伤而出现红肿溃烂、黄水淋漓、阴门肿痛、口渴溲赤者,治当先用龙胆泻肝汤[210]清热利湿;待红肿溃烂痊愈后,再议补益升提。

第七卷

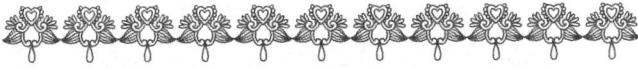

儿 科 学

一、概论

小儿期，生理异：脏腑嫩，形未极；生机旺，纯阳体。

小儿的生理特点主要表现在脏腑娇嫩，形气未充；生机蓬勃，发育迅速。故称纯阳之体。

论病理，四点求：发病易，变化速；表不固，藩篱疏；肝有余，脾不足；脏清灵，易复修。

小儿的病理特点有四：第一，小儿稚阴稚阳，抗病力弱，故发病容易，变化迅速。第二，其卫外功能未固，寒热不能自调，故易出现伤风、咳喘等症。第三，脏腑娇嫩，饮食不能自节，故发病后，邪气易嚣张，既易见壮热昏迷、惊厥抽搐等肝风内动之象，又易见吐泻纳呆等脾胃不足之象。第四，脏气清灵，生机旺盛，故虽发病，只要及时诊治，则易趋康复。

诊断法，各科云；其望诊，尤须精。三岁内，察指纹：辨表里，浮沉分；定寒热，红紫明；别虚实，淡滞凭；测轻重，三关寻。

儿科的诊断除与其他科一样外，尤须重视望诊。三岁内小儿还应察指纹，以补脉诊不足。指纹浮露为邪在表，沉隐为邪入里；淡红为虚寒，深红紫黯为火热，青紫为热盛惊风或痰食停阻；色淡为气血不足，郁滞为痰食热结。其见于风关证较轻，达气关为病甚，如至命关则主病危。

论病因，多风食；四大症，痘已止；疹惊疳，细辨之。

小儿病因以外感风邪和内伤饮食为多见。天花、麻疹、惊风、疳症为儿科四大症。现天花已绝迹，但其他三症仍常见于临床。

论治疗，应尽早；用药慎，胃气保。

小儿脏腑娇嫩，发病容易，变化迅速，故患病后应及早诊治。用药宜慎，且应时刻照顾胃气，勿使峻烈和有毒之品攻伐正气。

内治法，十类分：首疏风，解表淫；二清热，毒方尽；三消导，食积行；四驱虫，营养增；五平肝，风熄宁；六通窍，化痰鸣；七镇惊，安心神；八补脾，生化盛；九培肾，固本根；十救逆，回阳存。

小儿疾病治法可分十种：一为疏风解表法，因易为外邪所侵也；二为清热解毒法，因易见壮热之症也；三为消食导滞法，因易致乳食积滞也；四为驱虫安蛔法，因易感染诸虫也；五为平肝熄风法，因易见惊厥也；六为通窍化痰法，因易生痰蒙窍也；七为安神镇惊法，因易受惊恐也；八为补脾健胃法，因脾常不足也；九为培元补肾法，因肾气未充也；十为回阳救逆法，因稚阳易伤或暴脱也。

二、麻疹

麻疹者，传染成；内胎毒，外天行；侵肺脾，阳热证；类感冒，肌发疹；黏膜斑，早期征。

麻疹为儿科常见的传染病。病因为内蕴胎毒，外感天行疠气。邪毒首犯肺脾，以热证为主。初起类似感冒，见发热目赤、流涕咳嗽等症，并全身出疹。其口颊黏膜出现针头大小白点，尤为麻疹早期的特征。

辨证治，三期循：首发表，宣毒尊；疹已出，清解凭；沙麦汤，后养阴。

初热时宜宣透，治宜宣毒发表汤(465)；出疹时治宜清解透表汤(466)；皮疹出透后，依次收没，热度渐降，治宜沙参麦冬汤(139)。

若内陷，逆证变；壮热盛，鼻翼煽；疹忽回，惊厥险。邪入肺，喘促辨；麻石汤，辛凉宣。毒上攻，呼吸艰；甘桔加，或清咽。陷营血，疹紫稠；化斑类，犀地求。阳衰者，冷汗流；回阳汤，能急救。

麻疹内陷，则壮热鼻塌，唇绀疹紫，或疹出即没，惊厥昏迷，均为逆证，病情凶险。邪热郁肺者，疹出不透，喘咳鼻煽，治宜麻杏石甘汤(27)；热毒上攻者，音哑烦躁，吸气困难，治宜牛蒡甘桔汤(467)或清咽下痰汤(468)；毒陷营血者，疹紫稠密，昏谵抽搐，治宜化斑汤(100)合犀角地黄汤(98)；阳微气虚者，疹出即没，面苍唇青，身出冷汗，治宜回阳急救汤(469)。

三、风疹

风疹病，肺卫伤；发热咳，疹瘙痒；淋巴肿，耳后望。

风疹为感受风热时邪,致皮肤发疹的传染病。因邪伤肺卫,故初起类似感冒而见恶风发热、咳嗽流涕等症,一两天后全身出现淡红色疹点,并有痒感;两三天后,疹退热解。病中常见耳后及枕部淋巴结肿大。

治之法,宜清凉;消毒饮,银翘商。

本病治当辛凉解表,疏风清热解毒,方用加味消毒饮[470]或银翘散[76]加减。

四、水痘

水痘病,似感冒;形如痘,成水疱;湿毒搏,预后好。

水痘为外感风热时邪,引动体内湿浊所致。初起发热咳嗽,形似感冒,同时陆续出现椭圆形水疱疹。因病邪只伤及卫气,故预后较好。

银翘散,轻证消;解毒汤,重型疗。

轻者疹色红润,治宜银翘散[76];重者壮热烦渴,口疮尿赤,痘形过大过密,色紫浆晦,苔黄脉数,治宜腊梅解毒汤[471]。

五、痄腮

痄腮病,温毒侵;耳下肿,表邪淫。

痄腮为感受风温病毒所致的急性传染病。临床以腮腺肿胀、耳下肿大疼痛为主症,且多伴发热咽痛、呕吐纳差等全身不适症状。

轻型者,银翘清;重型者,寒热争,漫肿痛,消毒饮。

轻者治宜银翘散[76]去豆豉,加僵蚕、夏枯草;重者治宜普济消毒饮[143]。

睾丸肿,并发症;橘荔核,普济增。

本病常并发睾丸红肿疼痛,治宜普济消毒饮[143]加橘核、荔核、延胡。

六、顿咳

顿咳者,病程长,阵发性,鸡鸣样;疫邪侵,肺卫殃;痰液阻,气不畅。

本病以间歇发作、连续不断的痉挛性顿咳及咳后伴有鸡鸣样吼声的回音为特征。乃感受疫邪病毒,致痰浊阻滞气道而成的传染病。病程较长,故又称"百日咳"。

其初发,似感冒。痉咳甚,寒热调:小青龙,寒痰消;桑皮汤,热痰了。恢复期,咳渐悄;参味汤,肺脾保。又苦胆,疗效高。

本病初起,类似感冒。一旦痉咳,则应分寒热调治:寒痰束肺者,痰稀苔白,治宜小青龙汤⁽⁸⁾;热痰恋肺者,痰稠难出或带血,治宜桑白皮汤⁽⁴⁷²⁾。后期咳轻痰少,治宜人参五味子汤⁽⁴⁷³⁾。此外,各种苦胆对本病疗效颇高。

七、小儿温疫

流脑者,属春温;乙脑者,暑温淫;皆疫邪,季节分;病凶险,易流行。

流脑为感受风温疫邪,属春温;乙脑为感受暑温疫邪,属暑温。二者发病季节不同,皆病凶势险,且易流行传染。

均壮热,呕吐频,颈项强,头痛甚,多发斑,昏厥痉。

二者皆以壮热呕吐、头痛项强为主症,且常出现瘀血点和神昏谵语及惊厥等症。

其治法,温病循。卫分邪,银翘增。气大热,白虎平。气营燔,败毒饮。气阴脱,急救存:生脉散,参附凭;用三宝,须辨证。中西医,结合行;各取长,可回生。

邪在卫分用银翘散⁽⁷⁶⁾。气分大热用白虎汤⁽³⁷⁾。气营两燔用清瘟败毒饮⁽¹⁵⁹⁾。若壮热神昏,面青惊厥,身出冷汗,脉沉伏或微细者,乃内闭外脱、气阴两竭的危候,治宜参附龙牡汤⁽⁴⁷⁴⁾合生脉散⁽¹⁰³⁾,特别是安宫牛黄丸⁽⁸⁴⁾等温病三宝辨证施用,效果甚佳。本病凶险,变化迅速,应中西结合,各取所长,从速抢救。

聋哑瘫,后遗症;益气血,或灸针。

本病常有耳聋失音、瘫痪痴呆等后遗症,治宜人参养营汤⁽²⁷⁷⁾、补阳还五汤⁽³⁰²⁾等养益气血为主。如同时配合针灸治疗,则效果更佳。

八、惊厥

惊厥症,急慢分;四肢搐,神不清。

惊厥以四肢抽搐、神志不清、眼球上翻或斜视为特征,本病有急慢之分。

急惊风,剧且频;风火痰,阳实证。风寒束,葛根酌。风热发,银翘增。火内炽,邪正争;羚钩汤,败毒饮;清营类,三宝凭。湿热利,葛连芩。痰食厥,保和行。惊恐得,抱龙镇。气忽脱,参附温。

急惊风发病急,抽搐剧烈,发作频繁,高热,乃风、火、痰、惊合而为病,属阳热实证。其风寒外束者,恶寒头痛,颈强,治宜葛根汤[9]。风热动风者,发热头痛,口渴咽红,治宜银翘散[76]。痰火内炽生风者,可因证选用羚角钩藤汤[88]、清瘟败毒饮[159]以及温病三宝等。湿热下痢脓血者,治宜葛根黄芩黄连汤[29]合白头翁汤[73]。痰热食厥者,呕吐腹痛,喉响痰鸣,治宜保和丸[244]。因惊恐致频作惊惕,热微脉乱者,治宜抱龙丸[475]或安神丸[476]。高热骤降,汗出肢冷,唇青脉微者,乃内闭外脱,治宜参附龙牡生脉散[477]急固其脱。

慢惊者,时抽搐;脾肾损,虚寒求;荡惊汤,理中救;气阴亏,定风收。

慢惊风时有抽搐,低热或身冷,嗜睡息微,脉沉细无力,乃脾肾阳衰之虚寒证。脾阳虚者,治宜理中汤[55];肾阳衰者,治宜逐寒荡惊汤[478];气阴两亏者,治宜大定风珠[93]。

又止痉,可针灸,刺十宣,或水沟;灸百会,三里留。

针灸亦能止痉:急惊可刺十宣及水沟等穴;慢惊宜灸百会及足三里等穴。

九、疳积

疳积病,脾胃损;发结穗,羸瘦形,腹胀满,食懒进,神萎靡,夜不宁。食不节,为病因;伤脾胃,积滞成;气液涸,虚弱证。

疳积病儿羸瘦神倦,饮食懒进,夜卧不宁,毛发结穗,腹部胀大。病因为饮食不节或感染诸虫,以致损伤脾胃、积滞日久、气液干涸而成。

香槟丸,食积盛;消疳汤,初病凭。肥儿丸,虚实并。气血亏,养营增。

食滞脾虚且实证显著,病在初期者,治宜木香槟榔丸[479]或消疳理脾汤[480]。虚实并见者,则治宜金鉴肥儿丸[481]。气血两亏,面黄浮肿者,治宜人参养营汤[277]。

染诸虫,病更深;集圣丸,虫积清。

感染诸虫者,食欲失常,或嗜食异物,时时腹痛,治宜集圣丸[482]。

外治法,效可信;刺四缝,捏脊灵。

本病针刺四缝穴,或用捏脊法治疗亦很有效。

十、夏季热

夏季热,感暑气;病程长,虚弱体;汗不出,闭腠理,口渴饮,尿清利。

本病为小儿感受暑气,发于夏季的疾病,以长期发热、口渴多尿、汗闭或汗少为特征。

伤肺胃,益津气;清暑汤,白虎宜。虚实兼,温清异;上下汤,阴阳济。

暑伤肺胃者,精神和食欲尚可,舌红苔黄,脉滑数,治宜王氏清暑益气汤[102]合白虎加人参汤[38]。上盛下虚者,神疲纳差,下肢不温,便溏,舌淡苔薄,脉微而数,治宜温下清上汤[483]。

十一、五迟、五软、五硬

迟软硬,五项病;先后天,亏虚成。

坐立、行走、生发、长牙、说话等发育迟缓者,称"五迟"。颈项、口、手、足、肌肉等痿软无力者,称"五软";其强硬者,称"五硬"。乃先天不足、后天失养、气血衰弱而成。

益心脾,养肝肾;地黄丸,补气精。

本病治宜养精补气,方用加味六味地黄丸[484],或用补中益气丸[220]。

十二、夜啼

夜啼病,昼如常。

本病为婴儿夜间啼哭而白天嬉笑如常者。

脾虚者,大便溏;乌药散,温散方。

脾虚者,食少便溏,治宜乌药散[485]。

心热者,小便黄;导赤加,二便畅。

心热者,烦躁,尿赤便秘,治宜导赤散[219]。

唇舌淡,血虚详;胶蛋汤,养心脏。

血虚者,多见于病后,见唇舌淡红,虚烦不安,治宜阿胶鸡子黄汤[486]。

睡易醒,多恐惶;安神丸,镇惊狂。

受惊之后,睡中惊惕易醒者,治宜朱砂安神丸[321]。

十三、解颅、囟陷、囟填

解颅病,脑积水;禀赋弱,肾气亏;头渐大,眼球垂,神志呆,脉虚微。

本病多见于半岁以内的婴儿,乃先天不足,后天失养,以致肾虚水滞于脑而成。症见头颅进行性增大,眼球下垂,神志痴呆,脉象虚弱。

补肝肾,兼利水;地黄丸,五苓随。

本病治当补益肝肾兼利水,方用补肾地黄丸[487]补肾以治本,五苓散[12]利水以治标。

若囟陷,状如坑;肾不足,气血贫;培元阳,宜固真;补中气,陷者升。

囟陷为囟门下陷如坑者,且兼见羸弱萎黄,气短纳差,乃肾精不足、中气下陷、气血不能上营所致,治宜固真汤[488]或补中益气汤[220]。

又囟填,寒热分:火上迫,连翘饮;寒气聚,理中温。

囟填为囟门肿起如堆者。其因火毒上攻者,发热气促,面赤唇红,头痛口干,溲赤脉数,治宜大连翘饮[489]。因寒邪凝集者,面色㿠白,肢冷脉迟,治宜理中汤[55]。

十四、鸡胸、龟背

鸡胸者,胸前突;龟背者,脊隆曲。先后天,俱不足;脾肾亏,骨质柔;行伛偻,体羸瘦。

鸡胸为胸廓前突,龟背为脊柱弯曲隆起。二者均为先天不足,后天失养,脾肾亏损,以致胸脊骨痿而成,故又行步伛偻,形体羸瘦。

补天方,大造优;兼痰热,宽气疏;枳防丸,风寒休。

本病治宜培补脾肾,方用补天大造丸⁽⁴⁹⁰⁾。兼痰热而咳嗽痰壅、唇红口干者,应先用宽气散⁽⁴⁹¹⁾;兼风寒而头背强痛、恶寒者,应先用枳壳防风丸⁽⁴⁹²⁾。兼症愈,然后图本。

十五、鹅口疮

鹅口疮,如雪片;秽毒侵,火热炎。

鹅口疮为小儿口腔和舌上满布白屑,状如鹅口者。甚则上延鼻道,下及咽喉,如雪花叠叠。可致呼吸不利、吮乳困难。此乃口腔不洁、感染秽毒、熏灼口舌而成。

心脾热,泻脾煎。虚火浮,知柏丸。兼外治,病易痊;冰硼散,锡类蠲。

心脾积热者,面赤唇红,烦躁口臭,尿赤便结,指纹紫滞,治宜清热泻脾散⁽⁴⁹³⁾。虚火上浮者,颧红神疲,指纹淡红,治宜知柏地黄丸⁽²⁸⁸⁾。本病如兼用冰硼散⁽⁴⁹⁴⁾、锡类散⁽¹⁵⁰⁾外治,则效果更好。

口疮者,治亦然;红肿痛,溃烂兼。口糜者,弥漫延。口疳者,病经年。

舌及口腔内充血、起疱或溃烂、疼痛、流涎者,为"口疮";溃烂广泛,弥漫全口者,为"口糜";口疮经久不愈者,称"口疳";口疮溃烂而牙齿松脱、穿腮蚀唇、腐肉脱落者,称"走马疳"。诸症施治与鹅口疮基本相同。

十六、重龈、重腭、重舌、木舌

重龈者,齿龈肿;重腭者,如悬痈。感秽毒,胃火蕴;清胃散,冰硼宗。

重龈为齿龈红肿成双重状者,重腭为上腭红肿如悬痈者,二者均为感染秽毒、胃火蕴积而成。治宜加减清胃散⁽⁴⁹⁵⁾,外用冰硼散⁽⁴⁹⁴⁾。

重舌者,舌根隆;木舌麻,硬不灵。心脾热,火上攻;导赤加,泻脾用。

重舌为舌根处红肿胀突如小舌者,木舌为舌肿大麻木、板硬转动不灵者,二者均为心脾蕴热、上熏口舌所致。木舌治宜泻心导赤散⁽⁴⁹⁶⁾加犀角、连翘、银花;重舌治宜清热泻脾散⁽⁴⁹³⁾。

十七、新生儿疾病

新生儿,病因纯;先天乏,寒热淫;断脐伤,诸不慎。

新生儿病因不是由先天不足或胎寒胎热为患,就是因断脐、哺养不当所致。

不乳者,病有因。元气虚,进独参。脾胃寒,理中温。秽热积,沆瀣清。

婴儿不能吮乳有多种原因。因元气虚弱者,神靡息微,哭声低沉,面白唇淡,无力吮乳,指纹色淡,治当急进独参汤[128]。脾胃虚寒者,肢凉气冷,曲背啼哭,指纹淡红,治宜理中汤[55]。秽热郁积者,二便不利,气促呕吐,烦躁啼哭,指纹紫滞,治宜先用沆瀣丹[497],继用清热泻脾散[493]。

便不通,细辨之:本畸形,外科治。先天亏,独参施。胎热蕴,清利知;前闭塞,导赤使;后闭塞,沆瀣试。

二便不通应细辨之。因生理畸形、无肛门或尿孔者,应进行手术医治。因先天不足、元气衰弱者,应先用独参汤[55],继用通便或利尿之法。胎热壅结、小便闭塞者,治宜导赤散[219];大便不通,治宜沆瀣丹[497]。

脐部病,外治多。湿浸渍,收敛涩。血渗出,清热药。红肿疮,解毒和。如疝突,束带裹。防诸病,护理妥。

脐部诸病多用外治法。脐湿者,外敷掺脐散[498]。脐血者,除脐带结扎不当外,多为胎热迫血妄行,治宜内服茜根散[499],外敷龙骨散[500]。脐疮者,局部红肿热痛,甚至化脓,治宜内服犀角消毒饮[501],外敷验方金黄散[502]。脐突者,脐突如疝,治当束带压挤,使之复内。

若脐风,七日张;牙关紧,颈项强,四肢搐,苦笑样;玉真散,撮风良。本病凶,多死亡;断脐洁,可预防。

脐风多在四至七天内发生,症见牙关紧闭,颈项强直,四肢抽搐,唇青口撮,面呈苦笑,治宜玉真散[339]和撮风散[503]。本病乃断脐不洁所致,其死亡率甚高,故断脐时应严密消毒,预防疾病发生。

第八卷

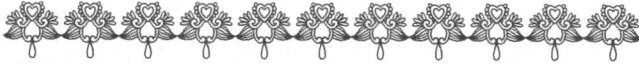

外　科　学

一、概论

外科病,古疡医。疮疖肿,疗痈疽,疥癣痔,体表疾。

外科古称疡科,医称疡医。凡疾病生于体表、可直接诊察到的,如痈、疽、疮、疖、疗、疥、癣、痔、瘿和眼、耳、鼻、喉、肛门病、皮肤病,以及意外损伤等都属外科范围。

其病因,邪毒袭;火热淫,外伤起。气血滞,为病机;经络塞,营卫崎。

病因乃六淫的侵袭,沸水、火焰、蛇毒、漆毒的外来伤害以及情志、饮食、房室的损伤,其中尤以火热毒邪最为常见。病机乃气血凝滞、营气不从、经络阻塞。

诊断法,同各科;重望诊,触按多。红肿热,阳易瘥;暗硬陷,阴沉疴。

外科的诊断与其他科相同,且尤重望诊和触诊。一般来说,疮肿焮红、灼热、高肿的属阳,病程较短而易愈;不热或微热、平坦漫肿、坚硬如石或高低不平的属阴,病程较长而严重。

痛不通,气血壅;按痛减,虚证宗;按痛剧,实邪重。

痛是气血凝滞、阻塞不通所致。其剧痛拒按者属实,隐痛或喜按者属虚。

若肉腐,则化脓;热胜湿,蒸酿攻。脓已成,感波动;如未成,硬肿逢。

热胜湿蒸则肉腐成脓。肿块已软应指者为脓已成,硬肿不应指者为脓未成。

辨善恶,判预后;五善顺,疾易瘳;七恶逆,病堪忧。

辨善恶顺逆能判断疾病的预后。五善(心善:神爽、寐安;肝善:身轻、指红;脾善:唇润、知味;肺善:不咳,不喘;肾善:口和、尿清)为顺证,预后较好。七恶(心恶:神昏、疮紫;肝恶:强直、惊悸;脾恶:消瘦、不纳;肺恶:喘急、音暗;肾恶:面黑、囊缩;脏腑败坏:呃逆、浮肿;阳脱:疮陷、肢厥)为逆证,预后较差。

内治法,消托补。病初起,消散驱;成脓期,托毒出;疡溃后,正气扶。

消、托、补为外科病内治三大法。消法适用于肿疡初起,使其得以消散者;托法适用于疾病中期,正虚毒盛,不能外达者;补法适用于溃疡后期,毒去正衰,疮口难敛者。

外治法,尤重要;药物敷,手术疗。

外科病尤重外治。将药物制成膏药、软膏、散末等不同剂型,直接施用于患处,必要时根据病情需要还常采用切开、结扎、挂线等手术疗法。

二、痈

痈肿痛,皮焮红。火毒聚,气血壅;名虽多,治皆同。

痈是一种发生于皮肉之间的急性化脓性疾患。局部光软无头,红肿热痛,可逐渐蒸酿成脓。多因火毒壅聚,致气血凝滞而成。因发病部位不同,故名称很多,但其性质、症状、治疗都大同小异。

初灼热,肿块硬;清瘀热,活命饮;金黄散,外敷灵。

初起肿硬皮红,灼热疼痛,苔黄腻,脉洪数,治宜仙方活命饮[504],同时外敷金黄散[505]。

成脓期,痛更剧;透脓散,托里驱。

肿势高突,疼痛加剧,按之应指,为脓成,治宜透脓散[506]托里透脓。

脓已溃,补益凭;八珍类,促新生。

溃后宜补。血虚者用四物汤[184],气虚者用四君子汤[242],气血两虚者用八珍汤[338];溃初用九一丹[507]提脓祛腐,脓尽用生肌散[508]收敛生肌。

三、疽

1. 有头疽

有头疽,初似粟;热肿痛,多脓头,蜂窝状,溃烂臭;腐脓尽,才收口。

有头疽是发生于肌肤间的急性化脓性疾患。初起见粟粒状脓头,红肿热痛;继则脓头增多,渐腐烂如蜂窝;脓腐尽方才收口愈合。

其病因,火热毒;气血瘀,难外透。

病因为温热火毒蕴结,不能外透,致气血凝滞而成。

活命饮,清托优;金黄散,外敷瘳。

初期及溃脓期用仙方活命饮[504]加减以清热托毒,同时外敷金黄散[505]。

大补汤,后期求;生肌散,白玉收。

后期疮口愈合迟缓的,宜用十全大补汤[455],同时用生肌散[508]加白玉膏[509]外敷。

邪内陷,分三证,因正虚,火毒盛。

凡生疮疡,毒不外泄,反陷入里者,称内陷。证分火陷、干陷和虚陷三型。

火陷者,壮热渴,疮色紫,脓枯涸,昏谵妄,脉洪数;清营汤,安宫合。

火陷多由于津亏火炽,常见于疽证一至二候。疮色紫滞,疮枯无脓,壮热烦渴,神昏谵语,舌红绛,脉洪数,治宜清营汤[81]合安宫牛黄丸[84]、黄连解毒汤[153]加减。

干陷证,气血亏;疮糜烂,色黯晦,脓不透,神昏愦;消毒散,托里贵。

干陷多由气血两亏所致,常见于疽证二至三候。疮口糜烂,疮色黯晦,腐脓不透,神昏谵语,发热或肢冷,舌淡脉虚,治宜托里消毒散[510]、安宫牛黄丸[84]加减。

若虚陷,阴阳竭;腐肉尽,身虚热,气息微,昏迷厥;理中加,益胃择。

虚陷多由阴阳两竭所致,常见于疽证四候。疮口腐肉已尽,脓水灰薄,虚热不退,气息低促,昏迷厥脱,舌淡,脉沉细,治宜附子理中汤[260]加减;如阴伤胃败,治宜益胃汤[255]加减。

2. 无头疽(附:流注、流痰)

无头疽,深脓疡;漫肿痛,筋骨伤;难消溃,病程长。

无头疽是发于骨骼及关节的深部脓疡,有漫肿、疼痛、皮色不变、难消、难溃、难敛的特点,且易伤筋骨。

湿热淫,火毒蕴;经络滞,凝结深。

湿热淫盛,火毒蕴蒸,致经络阻滞、凝结深处,为本病的病因病机。

初受限,深压痛;继微热,渐胖肿;解毒汤,五神宗;金黄散,外敷宏。

初起患肢活动受限,深压疼痛,继则皮肤微热,胖肿骨胀,治宜黄连解毒汤(153)合五神汤(511)加减,并外敷金黄散(505)。

病经月,始成脓;热不退,皂角攻。

病经月身热持续不退,色红胖肿,骨胀明显,是为成脓。治宜上方加皂角、炮山甲透脓。

若溃后,难收口;反复发,死骨留;托里散,大补求;七三丹,能引流。

溃后脓水淋漓,不易收口,往往反复发作,必待死骨脱出才能愈合。治宜托里消毒散(510)、十全大补汤(455)加减,并用七三丹(512)药线引流。

多处发,称流注;邪壅滞,正气虚。治雷同,勿早补。

发于肌肉深部的多发性脓肿称流注。特征是漫肿疼痛,皮色如常,此处未愈而他处又起。乃正气不足、邪气壅滞而成。初、中期治同无头疽,溃后如又续发,仍照前法处理,而勿即用补剂。

伤关节,称流痰;化脓迟,起病慢;溃脓稀,常致残,痰浊凝,肾亏先。

流痰是发生于骨与关节的疾病。其起病慢,化脓亦迟,溃后脓稀且不易收口,常能致残。本病乃肾脏亏虚、风寒痰浊凝留骨骼而成。

阳和汤,初期温;透脓散,托毒循;养营汤,后期尊;清骨散,虚火平。

初期患处隐隐酸痛,不红不肿,渐致活动障碍,治宜阳和汤(513)。中期寒化为热,酿蒸成脓,治宜透脓散(506)加味。后期气血两虚,用人参养营汤(277);如阴虚火旺,潮热盗汗,治宜清骨散(514)加减。

3. 脱疽

脱疽发,肢末端;初怕冷,麻木感;继剧痛,夜难眠;趾变黑,步履艰;溃烂久,脱节现。

脱疽为四肢末端坏死,甚至指(趾)节脱落,以下肢为多见。初起时,趾(指)间怕冷、苍白、麻木、步履不便,继则疼痛剧烈,彻夜不眠,日久患趾(指)坏死变黑、溃烂,甚至趾(指)节脱落。

其病因,寒湿侵;阳不足,气血凝;久化热,伤肝肾;治温通,活血灵。

病因为阳气不足,寒湿侵袭,致气血凝滞脉络,日久化热伤及肝肾。治疗常采用温阳通脉、活血化瘀、扶正解毒等法。

寒湿者,患肢沉,色苍白,间跛行;阳和汤,独活温。

寒湿者,患肢沉重、麻木、苍白,伴间歇性跛行,舌淡,脉沉细,治宜阳和汤[513]、独活寄生汤[515]加黄芪、鸡血藤。

如血瘀,肢黯红,瘀点现,夜剧痛;桃红汤,四物从。

血瘀者,患肢黯红或青紫,反复出现粟样黄瘀点,夜间痛剧,舌紫黯,脉细涩,治宜桃红四物汤[384]加减,痛甚加乳香、没药。

若热毒,如枣肿,起黄疱,火烧痛;勇安汤,顾步宗。

热毒者,患肢红肿,患趾如红枣且起黄疱,痛如火烧,舌红脉数,治宜四妙勇安汤[516]、顾步汤[517]。

气血虚,面憔悴,骨节脱,肌肉萎;大补汤,养营煨。

气血两虚者,面容憔悴,患肢肌肉萎缩,坏死组织脱落后经久不愈,舌淡,脉细弱,治宜十全大补汤[455]、人参养营汤[277]。

肾虚者,久病后;筋骨软,腰痠楚;肾气丸,阳虚救;六味丸,阴虚求。

日久肾虚,则兼见筋骨萎软,头晕腰酸。如肾阳虚,治宜肾气丸[172];肾阴虚,治宜六味地黄丸[284]。

其外治,洗与敷;成坏疽,截肢术。

外治可用毛披树根煎水洗泡,未溃时敷冲和膏[518],已溃后敷生肌玉红膏[519]。对久治无效的坏疽可进行截肢。

四、疖

疖表浅,暑热蕴;红肿痛,病证轻。

疖是生于皮肤的急性化脓性疾病,多因暑热蕴蒸肌肤而成。虽红肿热痛,但出脓即愈,一般症状轻而易治。

治不当,脓毒渗;蝼蛄疖,形状名;清暑汤,热毒清;膏散敷,切开行。

治疗不当,脓毒潴留旁窜。未破如曲蟮拱头,破后形似蝼蛄串穴,故名蝼蛄疖。治宜清暑汤[520]加味,外贴千捶膏[521]或敷金黄散[505]。如脓成,宜切开外排。

反复发,称疬病;内郁火,外风淫;通圣散,忌鱼腥。

反复发作,此愈彼起者,称疬病。多由内郁湿火,外感风邪,蕴阻皮肤所致。治宜防风通圣散⁽⁵²²⁾加减,并忌食鱼腥发物。

五、疔疮

疔疮者,形如钉;痛痒麻,根坚深;分部位,各有名。

疔疮形小如钉,坚硬根深,红肿热痛,或痒或麻,脓溃肿消则愈。因发病部位不同而名称各异。

火热毒,为病因;忌挤压,禁辛温。解毒汤,消毒饮;千捶贴,九一升。

火毒蕴结,酿蒸肌肤,致气血凝滞为本病的病因病机。治疗禁用辛温之品,且忌挤压,以免毒邪扩散,引起走黄。治宜黄连解毒汤⁽¹⁵³⁾、五味消毒饮⁽¹⁵⁴⁾加减。外治初期用千捶膏⁽⁵²¹⁾外贴,中期用九一丹⁽⁵⁰⁷⁾提脓祛腐,后期脓尽宜用生肌散⁽⁵⁰⁸⁾收口。

毒扩散,称走黄;攻脏腑,见危象:疮顶陷,高热狂;或痉厥,或谵妄;宜凉血,解毒襄,三方合,加犀黄。

疔毒走散入血、内攻脏腑者,称走黄。势急危重:疮顶陷黑无脓,肿势软滑,寒战高热,烦躁不安,甚至神昏、谵妄、痉厥。治宜凉血清热解毒,用五味消毒饮⁽¹⁵⁴⁾、黄连解毒汤⁽¹⁵³⁾、犀角地黄汤⁽⁹⁸⁾合并加减。

六、发颐

发颐者,颌下肿,开口难,且疼痛。余热毒,结聚壅。

发颐是一种热性病后余毒积于颐颌之间的化脓性疾患。颐颌之间疼痛肿胀,开口困难,甚则化脓。

初寒热,普济饮;金黄散,外敷灵。

初起恶寒发热,颐颌肿痛,治宜普济消毒饮⁽¹⁴³⁾,外敷金黄散⁽⁵⁰⁵⁾。

如痛剧,脓已成;皮发红,皂角增。

如疼痛加剧,皮色发红,肿胀更甚,为脓已成。治宜普济消毒饮⁽¹⁴³⁾加皂角刺、炮山甲。

溃破后,八二引。

溃脓后,先用八二丹⁽⁵²³⁾药线引流,外敷金黄散⁽⁵⁰⁵⁾;脓净改用生肌散⁽⁵⁰⁸⁾。

若内陷,神志昏,痰涌塞,水不进;清营汤,安宫凭。

肿延咽喉、汤水难下、神识昏糊、痰涌气塞者,为内陷。治宜清营汤⁽⁸¹⁾合安宫牛黄丸⁽⁸⁴⁾加减。

七、皮肤病

1. 疮

疮为病,热毒蕴;失疏泄,皮肤生。

疮为热毒蕴蒸皮肤,失于疏泄而生。

脓疱疮,痛难忍;流黄水,传遍身;清暑汤,湿热清;若脾虚,参术苓;青黛散,外治灵。

脓疱疮为感受暑湿热毒、熏蒸皮肤而成。脓疱可延及全身,疱破后黄水淋漓,疼痛难忍,治宜清暑汤⁽⁵²⁰⁾加减。因脾虚者,脓疱稀疏,周围红晕不显,多兼纳呆便溏,治宜参苓白术散⁽¹⁸²⁾加减。本病可用青黛散⁽⁵²⁴⁾外扑。

蛇串疮,多缠腰;成带状,如火燎;龙胆汤,玉露膏。

蛇串疮为一种在皮肤上出现成簇水疱、痛如火燎的急性疱疹。每多缠腰而发成带状。治宜龙胆泻肝汤⁽²¹⁰⁾,外敷玉露膏⁽⁵²⁵⁾。

高热后,发热疮;小水疱,鼻唇旁;清肺饮,龙胆汤。

高热后在口唇、鼻孔周围、面颊、外阴等处出现成群小水疱者,为热疮,一般不需服药。风热毒盛者,治宜辛夷清肺饮⁽⁵²⁶⁾;湿热重者,治宜龙胆泻肝汤⁽²¹⁰⁾。

2. 臁疮

臁疮发,小腿间,痒且痛,皮色变,脓水淋,溃烂延,反复作,病经年。

臁疮为发生于小腿下部内外侧的慢性溃疡。疮口凹陷,色灰白,流秽臭脓水,久不收口,且易复发。

其病因,有多样:久站立,或湿疮;气血滞,湿热酿。

病因为久站负重,或湿疮搔抓,湿热下迫致气滞血凝,酝酿而成。

急性作,萆薢汤;气阴乏,六味良;疮面乌,肾气商。

急性继发感染者,治宜萆薢渗湿汤[462];气阴不足者,治宜六味地黄丸[284];肾亏而疮面乌黑不痛者,治宜肾气丸[172]。

重外治,胶布缠;生肌散,九一丹,青黛膏,白玉先。

外治可用胶布缠缚包扎,疮面有腐肉的用九一丹[507]外敷;肉芽始长时,用白玉膏[509]、生肌散[508];有湿疮的,用青黛膏[527]。

3. 疥疮

疥疮痒,夜间甚;皱处多,虫为因;硫黄膏,外搽灵;消风散,感染凭。

疥疮由疥虫传染而得,自觉奇痒,夜间和遇热更甚,好发于皮肤皱折部位。治宜外搽10%~20%的硫黄软膏[528];继发感染者,治宜消风散[529]合黄连解毒汤[153]加减。

4. 褥疮

褥疮生,着席久;气血亏,失通流。初发红,发展速,腐肉黑,溃脓臭。

躯体因病久着席褥而生疮者,称褥疮。因受压部位气血失于流通所致。初起皮肤发红、紫黯,迅速形成黑色腐肉,成为溃疡,出脓稀臭。

重外治,分期疗:其初发,红油膏,龙胆紫,三石消;溃腐期,九一保;收口期,白玉膏,生肌散,外敷好。

本病重在外治:初期用红油膏[530]外敷,或用龙胆紫外涂,再扑三石散[531];溃腐期用红油膏[530]掺九一丹[507]外敷;收口期白玉膏[509]掺生肌散[508]外敷。

重预防,变体位,衬气垫,按摩随。

本病重在预防。对于重病不能起床者,应定时变换体位,在受压部位经常按摩,并衬以气垫或海绵垫。

5. 漆疮

漆疮者,身面肿,红疱疹,燥痒痛;毒侵肤,化热攻。

漆疮为人体感生漆毒,致身面浮肿、瘙痒、刺痛,起红斑或水疱者,此乃漆毒侵袭、郁而化热所致。

发于上,用消风;发于下,龙胆宗;三黄洗,青黛从。

发于上部者,用消风散[529];发于下部者,用龙胆泻肝汤[210]。其外治,以潮红、丘疹为主者,用三黄洗剂[532]外搽;糜烂、结痂者,用青黛膏[527]外搽。

6. 湿疮

湿疮发,常对称;觉瘙痒,糜烂甚;反复作,可浸淫。

湿疮具有多形性损害、对称分布、瘙痒糜烂、反复发作、易成慢性等特点,可浸淫遍体。

急性者,湿热因;皮潮红,界不清,水疱疹,结痂生,伴便秘,龙胆尊;萆薢汤,二妙进;如湿重,胃苓寻;黄柏液,湿敷凭。

急性者以湿热为主,常潮红、丘疹、水疱、流滋、结痂并存,边界不清,常伴便秘溲赤,苔黄腻,脉滑数,治宜龙胆泻肝汤[210]、萆薢渗湿汤[462]合二妙丸[331]加减。若湿重于热,则起病较慢,滋水较多,纳呆便溏,治宜除湿胃苓汤[533]加减。外用 10%黄柏溶液[534]湿敷。

反复发,成慢性;久伤血,风燥证;苔藓样,皮厚增;鳞屑脱,血素沉;伴肢软,或头昏;萆薢汤,四物云;青黛膏,外搽灵。

慢性者以血虚风燥为主,反复发作,皮损暗淡肥厚、苔藓样变,血素沉着,血痂,鳞屑,伴有头昏肢软,苔淡脉细,治宜萆薢渗湿汤合四物汤[184],外搽青黛膏[527]。

7. 药疹

药疹者,毒内侵;其红斑,突然生;全身有,常对称;风团起,水疱淋;或寒热,或神昏。

凡用药后引起皮肤损害者,称药疹,为药毒内侵所致。常突然发生红斑、丘疹、风团、水疱,呈全身性、对称性,且多瘙痒。发疹前常伴有恶寒发热,严重时可见壮热、神昏的内陷证。

风热者,表证参;上身多,消风散。

风热者,红斑、风团多在上半身,且伴有寒热表证,治宜消风散⁽⁵²⁹⁾加减。

如湿热,滋水淌;下身多,萆薢汤。

湿热者,水疱糜烂多在下半身,伴有纳呆便溏,苔腻脉数,治宜萆薢渗湿汤⁽⁴⁶²⁾加减。

血热盛,红斑鲜;犀地汤,合黄连。

血热者,斑鲜红色,甚至有血疱,苔红脉数,治宜犀角地黄汤⁽⁹⁸⁾合黄连解毒汤⁽¹⁵³⁾。

若火毒,高热烦;清营汤,昏谵痉。

火毒者,潮红、肿胀、血疱,高热烦渴,甚至神昏谵语,舌红绛,脉洪数,治宜清营汤⁽⁸¹⁾加减。

气阴伤,后期见;增液汤,益胃兼。

气阴两伤者,见于药疹后期,大片脱屑,神疲唇燥,苔剥舌红,脉细数,治宜增液汤⁽¹⁵⁶⁾合益胃汤⁽²⁵⁵⁾加减。

其外治,三黄洗,青黛散,麻油宜。

本病外治,小范围用三黄洗剂⁽⁵³²⁾外搽;皮损广泛者用青黛散⁽⁵²⁴⁾、麻油调涂。

8. 瘾疹

瘾疹者,时隐现,白风团,或红鲜,瘙痒剧,发突然。

瘾疹是皮肤出现鲜红色或苍白色风团,突然发生又迅速消退,时隐时现,且瘙痒剧烈。

其病因,风为主;寒热湿,阻肌肤。

病因为风寒、风热及湿热之邪不得透达,郁阻肌肤所致。

风寒者,遇冷剧;各半汤,营卫舒。

风寒者,疹色白,遇冷加剧,苔白脉濡,治宜桂枝麻黄各半汤⁽¹⁰⁾加减。

风热者,疹色赤;消风散,灼热施。

风热者,疹色赤,遇热加剧,苔薄黄,脉浮数,治宜消风散⁽⁵²⁹⁾加减。

肠胃热,便秘溏;通圣散,茵陈汤。

肠胃湿热者,恶心纳呆,便秘或溏泄,苔腻脉滑,治宜防风通圣散[522]合茵陈蒿汤[44]加减。

气血虚,反复作;八珍汤,调补瘥。

气血两虚者,疹块反复发作,劳累加剧,舌淡脉细,治宜八珍汤[338]加减。

冲任异,经期现;四物汤,合二仙。

冲任不调者,皮疹常随月经隐现,治宜四物汤[184]合二仙汤[535]加减。

9. 癣

癣为病,病程长;分部位,名称详;干湿别,或痛痒;边缘清,鳞屑扬;形椭圆,或钱样。风湿热,蕴积酿。

癣病具有长期性和广泛性。因部位不同而名称各异,因性质不同而分干、湿两种。或痛或痒,边缘清楚,多为圆形或椭圆形,如铜钱样,且多结鳞屑。多为风湿热邪蕴积肌肤所致。

皮损圆,称圆癣;瘙痒感,苔样变。

皮损呈圆形者称圆癣,瘙痒、糜烂、结痂,皮肤呈苔藓样变。

牛皮癣,皮厚坚;奇痒处,颈项沿。

牛皮癣如牛领之皮,厚而且坚,奇痒,好发于颈项部。

鹅掌风,掌糙裂;水疱疹,烂湿别。

鹅掌风为手掌粗糙开裂,或皮下有水疱疹,糜烂湿润,或仅有鳞屑和皮肤肥厚、粗糙。

烂足丫,脚湿气;瘙痒甚,臭且糜。

脚湿气为足丫糜烂、破流臭水、有特殊气味、先痒后痛者。

灰指甲,失光泽;渐增厚,或萎白。

灰指甲为指(趾)甲失去光泽,逐渐增厚成灰色或萎白者。

紫白风,名汗斑;能成片,可蔓延。

紫白癜为皮肤出现豌豆大紫斑或白斑,游走成片,久可蔓延全身。

此六证,外治专;雄黄膏,癣水痊。

以上六证以外治为主,用雄黄膏[536]、一号癣药水[537]、二号癣药水[538]外搽。

白秃疮,生白屑;常瘙痒,发断折。

白秃疮为头生白色鳞屑,自觉瘙痒,头发易折易落而成秃者。

结黄痂,称肥疮;味腥臭,色蜡黄。

肥疮为头生丘疹或脓疱,味臭,干后结痂,颜色蜡黄。

二者治,发剪光;雄黄膏,敷之良。

二者治疗,将头发剪光,外涂雄黄膏[536]。

10. 油风

油风病,头发落;皮光亮,圆形多。风虚瘀,毛焦涸。

油风为头发突然脱落、头皮鲜红光亮且多呈圆形者。多因血虚风燥或气滞血瘀致毛发失养焦脱。

血虚燥,常失眠,瘙痒轻,养真丹。

血虚风燥者,轻度瘙痒,头昏失眠,苔薄脉细,治宜神应养真丹[539]加减。

气血瘀,胁痛延;通窍汤,逍遥兼。

气滞血瘀者,胸胁疼痛,或有外伤史,舌有瘀斑,治宜通窍活血汤[540]合逍遥散[230]加减。

肝肾亏,头晕眩;美髯丹,普秃痊。

肝肾不足者,头晕目眩,日久全秃,苔剥脉细,治宜七宝美髯丹[541]。

11. 丹毒

丹毒者,皮发红,如涂丹,肿胀痛,起病急,寒热凶。火邪侵,血热攻。

丹毒起病突然,恶寒发热,局部皮肤忽然发赤如丹,焮热肿痛。乃火邪侵犯,血郁肌肤而成。

发头面,普济饮;龙胆汤,胸腹凭;下肢发,湿热成;渗湿汤,合五神。

发于头面者,用普济消毒饮[143]加减;发于胸腹腰胯者,用龙胆泻肝汤[210]加减;发于下肢者,用萆薢渗湿汤[462]合五神汤[511]加减。

毒内攻,昏谵痉;解毒汤,犀地清。

若毒邪内攻,则壮热烦躁、神昏谵语,治宜黄连解毒汤[153]合犀角地黄汤[08]加减。

12. 疣

疣五种,皮赘生;如粟豆,多成群。风热毒,血燥成。

疣为生在皮肤浅表的赘生物。如粟如豆,或分散,或成群。临床根据皮损形态,可分为寻常疣、扁平疣、传染性软疣、掌跖疣、丝状疣等五种。多因风热毒邪搏于肌肤和血燥不荣而成。

内治法,清解君;大青叶,蒲公英,野菊花,紫丹参;其外治,灸推凭。

本病内治以清热解毒、活血化瘀为大法。常用药有大青叶、蒲公英、野菊花、丹参、赤芍、牡蛎等。其外治可采取灸法和推法。

八、五官病

1. 针眼

胞睑疖,为针眼;微痒痛,现脓点。

针眼为胞睑生疖、形似麦粒者。微痒微痛,红肿化脓,脓溃始愈。

风热袭,银翘散。伏热作,清脾先。热毒攻,热痛现;泻黄散,清胃煎。

风热外袭者,头痛发热,治宜银翘散[76]。脾胃伏热者,反复发作,治宜清脾散[542]。热毒上攻者,胞睑灼热肿痛,治宜泻黄散[543]合清胃散[544]。

2. 漏睛(附:漏睛疮)

漏睛者,泪窍流;脓时下,水不休。火热蕴,邪积久。

漏睛为眼大眦头常有涎水或脓汁自泪窍外漏的眼病。乃风热外侵、火热蕴积而成。

风热留,色如常;白薇丸,公英襄。

风热停留者,大眦头皮色如常,涎水黏睛,治宜白薇丸[545]加蒲公英。

心脾热,眦红湿;泻经汤,加减知。

心脾湿热者,大眦头微红潮湿,脓液浸渍,治宜竹叶泻经汤[546]加减。

漏睛疮,眦高肿,恶寒热,溃流脓。

漏睛疮是大眦附近突发肿赤,继之溃脓的眼病,多由漏睛演变而来。

风热攻,散热饮。解毒汤,热毒平。托里散,正虚凭。

风热上攻者,患处红肿疼痛,恶寒发热,苔薄黄,脉浮数,治宜驱风散热饮子⁽⁵⁴⁷⁾加减。热毒炽盛者,患处红肿高起痛甚,口渴便溏,苔黄燥,脉洪数,治宜黄连解毒汤⁽¹⁵³⁾加减。正虚邪留者,患处微红肿,溃后脓少,漏口难敛,舌淡脉弱,治宜千金托里散⁽⁵⁴⁸⁾加减。

其外治,应辨证:玉枢丹,消散灵;已成脓,切开行;成漏管,手术清。

外治:未成脓者,用玉枢丹⁽⁵⁷⁾外涂;已成脓者,切开排脓;已成漏管者,可手术治疗。

3. 红眼病

红眼病,为天行;白睛赤,涩羞明;眵多黏,传染迅。疫疠气,积热盛。

本病为天行赤眼,白睛暴发红赤,涩痒羞明,眵多胶结。其发病迅速,系感受疫疠之气与肺胃积热交攻所致。

散热饮,初感凭;肺胃热,泻肺饮。

初感疠气尚不严重者,治宜驱风散热饮子⁽⁵⁴⁷⁾。肺胃积热者,患眼红肿热痛,白睛赤丝满布,治宜泻肺饮⁽⁵⁴⁹⁾加减。

4. 目痒

目痒症,眼极痒;分泌物,黏丝状;睑内面,卵石样。论病因,风为长。

目痒是指以眼部发痒为主要特征的眼疾。眼部或有黏丝状分泌物,或于上睑内面有扁平的、大小不等、质坚而硬的淡红色颗粒,呈卵圆石样。其病因为风邪侵袭、风热上壅,或血虚生风。

两眦痒,风邪侵;一字散,驱风灵。

两眦作痒,外无形症者,乃风邪侵袭所致,治以驱风一字散⁽⁵⁵⁰⁾加减。

眼灼痒,风热壅;四物汤,加减凭。

眼内灼痒,每于春暖时发作,睑内有红色颗粒、排列如圆卵石样者,乃风热上壅目络,治以加减四物汤⁽⁵⁵¹⁾加减。

眵泪黏,湿热盛;除湿汤,风难存。

眼内奇痒,眵黏睑沉。白睛黄浊者,乃风热湿邪合而致病,治以除湿汤⁽⁵⁵²⁾加减。

痒时作,血虚象;四物加,入荆防。

眼痒势轻,时作时止,舌淡脉细者,乃血虚生风所致,治宜四物汤[184]加荆芥、防风、僵蚕、白蒺藜等养血熄风。

5. 酒皶鼻(附:粉刺)

酒皶鼻,色紫红;继丘疹,鼻赘隆;肺胃热,熏蒸冲;凉血汤,颠倒宗。

酒皶鼻为鼻色紫红如酒渣。皮损以红斑为主,继之可出现丘疹或小脓疱,迁延多年,少数可发展为鼻赘。乃肺胃积热上蒸、血瘀凝结所致。治宜凉血四物汤[553]加减,外搽颠倒散洗剂[554]。

粉刺生,治亦同。

粉刺为面部生丘疹如刺,可挤出白色碎米样粉汁者。亦因肺胃血热上攻而成,其治与酒皶鼻同。

6. 鼻渊

鼻渊者,浊涕流,嗅觉减,头痛忧。风热侵,湿浊留。

鼻渊为鼻流浊涕、量多不止,并常伴头痛鼻塞、嗅觉减退者。乃风热邪毒及湿浊上犯所致。

肺经热,黄涕多,咳吐痰,寒热作;苍耳散,通窍瘥。

肺经风热者,涕黄量多,咳痰,恶寒发热,苔薄黄,脉浮数,治宜苍耳子散[555]加葛根、菊花。

胆火炎,涕如脓,黄浊黏,头剧痛;龙胆汤,加减从。

胆腑郁热者,鼻涕黄浊黏稠如脓,量多味臭,头痛剧烈,舌红苔黄,脉弦数,治宜龙胆泻肝汤[210]加减。

脾湿热,鼻胀肿,浊涕多,头晕重;芩滑汤,浊气通。

脾胃湿热者,涕黄浊量多,鼻腔肿胀,头晕头重,苔腻脉濡,治宜黄芩滑石汤[120]加减。

肺虚寒,涕白黏,鼻塞重,人懒言;温肺饮,止流丹。

肺气虚寒者,鼻涕白黏,鼻塞重,气短懒言,治宜温肺止流丹[556]加辛夷、苍耳子、白芷。

脾气虚,涕黏稠,量较多,无味臭;参苓术,加味求。

脾气虚弱者,涕白黏稠,量多无臭,鼻塞较重,食少便溏,舌淡脉弱,治宜参苓白术散⁽¹⁸²⁾加黄芪、泽泻。

7. 脓耳

脓耳者,内流脓,膜穿孔,头痛重。湿热侵,邪毒攻。

脓耳为耳膜穿孔、耳内流脓者,且常兼头痛头重。乃风热湿邪侵袭、邪毒滞留所致。

肝胆火,发寒热,耳剧痛,脓血色;龙胆汤,湿热泄。

肝胆火盛者,恶寒发热,耳痛连头,耳内流暗红色脓液,治宜龙胆泻肝汤⁽²¹⁰⁾加减。

湿困脾,缠绵久;脓清稀,头重愁;托里散,消毒优。

脾虚湿困者,缠绵日久,时轻时重,脓量多而清稀,头重头晕,腹胀便溏,苔润脉缓,治宜托里消毒散⁽⁵¹⁰⁾加减。

肾元亏,止复流;脓污秽,味腥臭;知柏丸,阴虚求;肾气丸,阳虚救。

肾元亏损者,脓污秽腥臭,时流时止,止而复流,头晕腰酸。如肾阴虚治宜知柏地黄丸⁽²⁸⁸⁾,肾阳虚治宜肾气丸⁽¹⁷²⁾。

其外治,除积脓;滴耳液,黄连宗;红棉散,吹耳用。

外治应首先清除耳内积脓,然后用黄连滴耳液⁽⁵⁵⁷⁾滴耳或用红棉散⁽⁵⁵⁸⁾吹耳。

脓耳变,更严重。耳根毒,完骨隆,红肿痛,溃穿脓;活命饮,配合用。

脓耳邪毒炽盛,可扩散而变生他证。耳根毒为耳后完骨疼痛,红肿溃脓。治应在脓耳方药基础上配合仙方活命饮⁽⁵⁰⁴⁾加减。

口眼㖞,邪毒深;龙胆加,蝎蚕平。

脓耳并见口眼㖞斜者,乃邪毒深伏,肌肤失养,治宜龙胆泻肝汤⁽²¹⁰⁾加全蝎、僵蚕。

黄耳重,毒更盛;高热吐,神不清,头剧痛,常厥痉;入营血,清营凭;如动风,清宫斟;入心包,三宝增。

黄耳伤寒为脓耳失治变证中的重候。乃脓耳日久病深,邪毒壅盛,入于营血,扰乱心神致高热、呕吐、头痛剧烈、神昏抽搐。其在营血者,壮热心烦,舌绛脉数。治宜清营汤[81]加减。如热盛动风,项强抽搐,治宜清宫汤[83]加钩藤、羚角;如热入心包,神昏谵语,治宜清宫汤[83]配合安宫牛黄丸[84]等温病三宝。

8. 牙痛(附:牙痈、牙咬痛、牙宣)

牙痛病,火热因;肾胃主,虚实分。

牙痛多属火热,且有虚实之分:风热侵袭,胃火上蒸者属实;肾亏火炎者属虚。

风热侵,阵发痛;恶寒热,龈红肿;荷翘方,清解用。

风热者,牙痛阵作,恶寒发热,牙龈红肿,舌红,脉浮数,治宜薄荷连翘方[659]。

胃火炽,痛剧烈;龈肿甚,出脓血;清胃散,里热泄。

胃火炽盛者,牙痛剧烈,龈肿连腮,或出脓渗血,苔黄脉数,治宜清胃散[544]。

虚火炎,隐隐痛;龈微肿,牙浮动;知柏丸,狗脊从。

肾阴亏损,虚火上炎,则牙痛隐隐,牙龈微红肿,牙齿松动,头晕腰酸,舌红,脉细数,治宜知柏地黄丸[288]加狗脊。

若针刺,效力宏;合谷穴,颊车宗。

针刺治牙痛效果很好,可取合谷、颊车、下关、牙痛等穴。

又牙痈,龈高肿,焮红痛,溃流脓;胃热积,循经冲;五味饮,清胃雄。久不愈,常溢脓;托里散,八珍功。

牙痈为牙龈红肿、疼痛溢脓,乃胃火循经上炎所致。治宜五味消毒饮[154]或清胃散[544]加减。久治不愈,反复溢脓者,治宜托里消毒散[510]、八珍汤[338]。

尽牙处,为咬痛;张口难,治亦同。

牙咬痛为尽牙处齿龈的痈肿,除有张口困难的特点外,其余证、治均与牙痈同。

牙宣露,龈肉萎,渗脓血,齿动坠。

牙宣为龈肉萎缩,牙根宣露,牙齿松动,经常渗血或浓液者。

胃火熏,龈红肿;内清胃,外冰硼。

胃火上蒸者,牙龈红肿,口臭便秘,舌红,脉滑数,治宜清胃散⁽⁵⁴⁴⁾。外搽冰硼散⁽⁴⁹⁴⁾。

肾阴亏,龈微红;六味汤,增杜仲。

肾阴亏损者,牙根溃烂微红肿,牙齿松动,苔少,脉细数,治宜六味地黄汤⁽²⁸⁴⁾加杜仲、枸杞。

气血少,龈淡白,嚼无力,八珍培。

气血不足者,牙龈淡白,咀嚼无力,舌淡脉细,治宜八珍汤⁽³³⁸⁾。

9. 风热喉蛾(附:喉痈)

喉蛾发,喉核肿,红且痛,或化脓。

风热喉蛾为风热邪毒侵犯致喉核红肿疼痛,表面或有黄白色脓点。

风热侵,寒热扬,痛加重,清热汤。

风热侵袭,则发热恶寒,咽痛加剧,苔微黄,脉浮数,治宜疏风清热汤⁽⁵⁶⁰⁾。

热入里,痛更剧,清咽汤,热下逐。

邪毒入里,咽痛更剧,吞咽困难,高热痰黄,舌红苔黄,脉洪,治宜清咽利膈汤⁽⁵⁶¹⁾。

又外治,应相随;冰硼散,锡类吹。

本病应配合外吹:祛腐消肿用冰硼散⁽⁴⁹⁴⁾,豁痰生肌用锡类散⁽¹⁵⁰⁾。

又喉痈,红肿甚,痛剧烈,脓毒深。

喉痈是发生于咽喉间及其附近的痈肿。症见咽喉红肿高突,疼痛剧烈,乃热毒壅结所致。

五味饮,初起凭;脓已成,活命饮。冰硼吹,去腐灵。

初起邪尚在表者,治宜五味消毒饮⁽¹⁵⁴⁾;脓已成者,治宜仙方活命饮⁽⁵⁰⁴⁾。并可用冰硼散⁽⁴⁹⁴⁾外吹去腐消肿。

九、乳房病

1. 乳痈(附:乳发、乳漏)

乳痈病,红肿痛;肝气结,胃热壅。

乳痈多由肝气郁结,胃热壅滞,致经络阻塞,乳汁蓄积壅滞而成。

初起时,汁不通,恶寒热,头身痛;蒌蒡汤,解毒宏。

初起时,乳房结块,红肿胀痛,乳汁不畅,寒热头痛,治宜瓜蒌牛蒡汤⁽⁵⁶²⁾去皂角刺加蒲公英。

数日后,可化脓,硬块软,皮焮红;瓜蒌散,透托松。

数日后逐渐化脓,则乳房由硬变软,皮肤焮红疼痛将溃,或溃出稠脓,治宜神效瓜蒌散⁽⁵⁶³⁾加穿山甲、皂角刺、人参、黄芪。

溃后法,调补从;托里散,八珍功。

溃后如脓汁清稀,日久不收口,神疲脉虚者,治宜托里消毒散⁽⁵¹⁰⁾或八珍汤⁽³³⁸⁾。

痈之大,曰乳发;龙胆汤,银翘加;势虽凶,一月罢。

乳痈之大者,称"乳发"。其势更大于痈,两三天后即皮烂内腐,宜速服龙胆泻肝汤⁽²¹⁰⁾加银花、连翘、蒲公英。本病来势虽凶,但只要治疗得当,可在一个月内治愈。

溃已久,称乳漏;流臭脓,难收口;内外治,细推究:消毒方,托补求;外敷贴,手术救。

乳房部溃流臭脓,经久不敛,则成乳漏,缠绵经年,治当内外并重。内治以补托为主:毒邪未清者,宜清热解毒,用五味消毒饮⁽¹⁵⁴⁾;气血虚亏者,宜调补气血,用托里消毒散⁽⁵¹⁰⁾;阴虚劳热者,宜养阴清热,用六味地黄丸⁽²⁸⁴⁾合青蒿鳖甲汤⁽⁹⁴⁾。外治,先用八二丹⁽⁵²³⁾或七三丹⁽⁵¹²⁾提脓祛腐,外敷红油膏⁽⁵³⁰⁾,脓尽后用生肌玉红膏⁽⁵¹⁹⁾生肌收口;亦可根据不同病情,采用切开或挂线等手术疗法。

2. 乳癖(附:乳疬、乳痨)

乳癖者,硬结块;如丸卵,不溃坏。曰增生,伴经来;经前痛,经后衰。

乳癖为乳房部位出现的硬结肿块,形如丸卵,不溃不坏。乳痛和肿块的大小与月经周期及情绪变化有密切关系者,称乳腺增生病。其经前肿痛加重,经后减轻。

其病因,肝脾肾;肝气郁,痰瘀凝。开郁散,气机顺;逍遥类,蒌贝增。二仙

汤,调冲任。阳和膏,黑消灵。

本病多由肝郁气滞、思虑伤神,致痰气互结,瘀滞成块;或因肝肾不足,冲任失调,致阳虚痰结而成。肝郁痰凝者,治宜开郁散⁽⁵⁶⁴⁾加减或逍遥蒌贝散⁽⁵⁶⁵⁾;冲任失调者,治宜二仙汤⁽⁵³⁵⁾合四物汤⁽¹⁸⁴⁾。外用阳和解凝膏⁽⁵⁶⁶⁾加黑退消⁽⁵⁶⁷⁾外贴。

曰乳疬,乳晕病,肿块痛,肾虚寻:左右归,合小金。

乳晕出现疼痛性扁圆形肿块者,称乳疬。多因肝肾不足,冲任失调,气滞痰凝所致。其治,肾阳虚者用右归丸⁽¹⁸⁵⁾合小金片⁽⁵⁶⁸⁾,肾阴虚者用左归丸⁽²⁴⁹⁾。

若乳痨,病缓慢;内结块,皮肉连;溃脓稀,成瘘管,阴虚象,痰火煎。

乳痨是乳房部的结核病。其病程缓慢,初起时乳房内有一个或数个结块,边界不清,皮肉相连,微痛或不痛,久之溃破流败絮样稀薄脓液,形成瘘管。本病常同时伴潮热盗汗、食少消瘦等阴虚之象。病因多为肺肾阴亏,痰火凝结或痰凝气郁而成。

病初起,痰凝先;开郁散,消疬丸。若脓成,透脓旋。溃破后,清养兼;六味汤,清骨痊;气血虚,养荣专。

初起肝郁痰凝,治以开郁散⁽⁵⁶⁴⁾合消疬丸⁽⁵⁶⁹⁾加减,脓成而不溃者,治宜透脓散⁽⁵⁰⁶⁾加味。溃后阴虚者,宜养阴清热,用六味地黄汤⁽²⁸⁴⁾合清骨散⁽⁵¹⁴⁾;气血虚者,用香贝养营汤⁽⁵⁷⁰⁾加减。

3. 乳岩

乳岩者,色如常,质坚硬,岩石状;久则溃,菜花样,痛不休,脓血淌;其预后,最不良。

乳岩初起坚硬如石,不痛不痒,不红;以后逐渐增大而始生疼痛,痛无休止;最后溃烂流脓血,疮口如菜花样。本病预后不良。

本病初,七情煎;当消散,瓜蒌先。

初起多因内伤七情,气郁为病,治宜神效瓜蒌散⁽⁵⁶³⁾。

久郁火,血丝含;宜清解,犀黄丸。

郁久化火,结块渐大变红,内含血丝,始觉疼痛,渐次溃烂,治宜犀黄丸[571]。

溃烂久,救治难;养营汤,乳岩散。

溃烂日久者,肉削神疲,脉虚,治宜香贝养营汤[570]或乳岩散[572]。但此时救治已很难。

十、前列腺病

前列腺,男性病。其炎症,尿急频,会阴痛,白浊淋。湿热火,虚瘀因。

前列腺是男子生殖器官的一个腺体。前列腺炎和前列腺增生是其两个常见的病症。急性前列腺炎主要表现为尿急、尿频、尿痛、会阴部痛等症;慢性前列腺炎主要表现为小腹及会阴部不适,尿道中常有白色分泌物溢出。其病因多为湿热侵袭、相火妄动以及气血瘀滞。

湿热蕴,茎中痛,阴部胀,尿黄频;八正散,分清饮。

湿热壅阻者,尿频色黄,茎中刺痛,会阴部及腰骶处胀痛不适,治宜八正散[289],或龙胆泻肝汤[210],或大分清饮[573]。

相火动,阳易兴,夜多梦,常遗精;知柏汤,萆薢饮。

阴虚火动者,阳事易兴,腰酸头晕,失眠多梦,时常遗精,治宜知柏地黄汤[288]合萆薢分清饮[297]。

肾阳虚,腰膝冷;右归丸,合固精。

肾阳不足者,腰酸膝冷,头晕阳痿,治宜右归丸[185]合金锁固精丸[316]加减。

气血瘀,阴坠胀,或血精,前列汤。

气血瘀滞者,小腹、会阴、睾丸坠胀隐痛不适,时或血精、血尿,舌瘀脉涩,治以前列腺汤[574]加减。

增生症,老年人;排尿难,或失禁,点滴出,夜尿频。

前列腺增生者,多见于老年人。主要是尿频,排尿困难,点滴难出,甚或急性尿闭或尿失禁。早期往往仅见夜尿次数增多。

肺燥热,咳喘鸣;清肺饮,杏桔增。

肺经燥热者,除小便不畅外,兼咳嗽痰喘,呼吸不利,治以黄芩清肺饮[575]

加杏仁、桔梗等。

湿热注,尿黄热,茎痛痒,八正泄。

湿热下注者,尿黄而热,频数不爽,茎中痒痛,治以八正散⁽²⁸⁹⁾加减。

尿失禁,中气陷;益气汤,补元煎。

中气下陷者,小便失禁或遗尿,倦怠少气,舌淡脉弱,治以补中益气汤⁽²²⁰⁾或大补元煎⁽²²⁶⁾。

肾不足,分阴阳;济生丸,知柏汤。

肾阴不足者,尿频不爽,眩晕失眠,舌红脉数,治以知柏地黄汤⁽²⁸⁸⁾加味;肾阳不足者,尿闭或失禁,腰膝酸冷,舌淡脉细,治以济生肾气丸⁽²⁸²⁾加减。

血瘀阻,小腹胀,点滴无,代抵挡。

血瘀膀胱者,会阴及小腹痛,小便难出或点滴全无,舌瘀斑,脉弦涩,治以代抵挡汤⁽²⁹¹⁾加萹蓄、瞿麦。

十一、肛门病

1. 痔

内外痔,齿线分;内便血,外坠疼;曰混合,兼两证。

内痔生于肛门齿线以上,以便血为主症;外痔生于肛门齿线以下,以疼痛、坠胀为主症;混合痔为肛门内外皆有且相连,兼有内外痔的双重症状。

湿热蕴,久坐行;气血滞,瘀积凝。

本病乃湿热内蕴、久坐久行及负重等,致气血凝滞瘀积而成。

内痔辨,三期详;内治法,虚实商:鲜血热,凉血汤;脏连丸,湿热良。血虚者,归脾养。

内痔分三期:一期痔核较小,不脱出;二期较大,可脱出;三期更大,常脱出。其内治应分虚实:下血鲜红者为血热,治宜凉血地黄汤⁽⁵⁷⁶⁾;血色污浊者为湿热,治宜脏连丸⁽⁵⁷⁷⁾;下血色淡者为血虚,治宜归脾汤⁽¹⁸³⁾。

痔脱出,气血亏;益气汤,四物贵。

痔核脱出之属气虚者,治宜补中益气汤⁽²²⁰⁾;属血虚者,治宜四物汤⁽¹⁸⁴⁾。

肿胀痛,色紫糜;如神汤,止痛依。

痔核肿胀痒痛、色黯糜烂者,治宜止痛如神汤⁽⁵⁷⁸⁾。

便结实,大承气;虚宜润,五仁宜。

便秘腹胀拒按属实者,治宜大承气汤⁽⁴¹⁾;腹胀喜按属虚者,治宜五仁丸⁽⁵⁷⁹⁾、润肠丸⁽²⁷⁰⁾。

其外治,多样行:熏洗敷,枯痔钉,结扎疗,消痔灵。

其外治方法很多:可用苦参汤⁽⁵⁸⁰⁾先熏后洗,消痔散⁽⁵⁸¹⁾外敷,枯痔钉⁽⁵⁸²⁾疗法、结扎疗法以及目前最新、最有效的消痔灵⁽⁵⁸³⁾注射法。

外痔者,肛外生;异物感,皮瓣存;可切除,可洗熏。如肿痛,色紫青;凉血汤,血栓行。

外痔生于肛外,坠痛,有异物感,或赘生皮瓣,可手术切除,或用苦参汤⁽⁵⁸⁰⁾熏洗,外敷黄连膏⁽⁵⁸⁴⁾。如痔核青紫肿痛,可用凉血地黄汤⁽⁵⁷⁶⁾加减。

2. 肛裂

肛裂者,素便秘;便时血,痛不已;阴津乏,热燥羁。

肛裂为肛管的皮肤全层裂开,具有大便时出血、疼痛和习惯性便秘等三大特征,乃阴虚津乏、热结肠燥所致。

其内治,清润通;凉血汤,脾约从。

内治以清热润燥通便为主,宜用凉血地黄汤⁽⁵⁷⁶⁾合麻子仁丸⁽⁴²⁾。

其外治,先玉红,黄连膏,手术缝。

外治,早期可用生肌玉红膏⁽⁵¹⁹⁾或黄连膏⁽⁵⁸⁴⁾外敷,陈旧性肝裂可用手术缝合。

3. 肛漏

肛漏者,常流脓;伴瘙痒,时疼痛;难收口,窦道通。痈溃遗,毒蕴壅。

肛漏为肛门周围脓肿溃后疮口长期不合者。时流脓水,且伴疼痛和瘙痒。乃肛痈溃后,余毒未尽,蕴结壅聚而成。

内治法,虚实异:实脓稠,宜清利;草薢汤,二妙须。虚凹陷,脓水稀;蒿鳖汤,八珍依。

内治应分虚实:外口呈凸形、脓水较稠厚者,宜清热利湿,方用萆薢渗湿汤⁽⁴⁶²⁾、二妙丸⁽³³¹⁾加减。阴虚者用青蒿鳖甲汤⁽⁹⁴⁾;气血不足者用八珍汤⁽³³⁸⁾。

重外治,手术裁;或挂线,或切开。

本病尤重外治,常采用挂线、切开以及挂线与切开相结合等三种疗法。

4. 脱肛

脱肛者,直肠脱;辨轻重,分三度。气下陷,不能收。

脱肛为直肠脱出,乃气虚下陷、不能收摄所致。依其程度分为三度:直肠黏膜脱出者为一度,直肠全层脱出者为二度,直肠及部分乙状结肠脱出者为三度。

其内治,补升摄;益气汤,诃子涩。

内治以补气、升提、固摄为主,用补中益气汤⁽²²⁰⁾加诃子、五倍子等收涩药。

其外治,有多样:五倍敷,苦参汤;如针灸,取长强;注射法,粘连襄。

外治方法很多:用苦参汤⁽⁵⁸⁰⁾加石榴皮、枯矾、五倍子煎水熏洗,外敷五倍子散⁽⁵⁸⁵⁾;针灸取长强、百会等穴;还有注射法,将 6%~8% 的明矾溶液注入直肠黏膜下层,使之与肌层粘连固定。

十二、外伤病

1. 烧伤

水火烫,称烧伤;皮肉烂,筋骨殃。火毒盛,攻腑脏。

强热力侵害人体,可致皮肉腐烂,甚至伤筋损骨,而且火毒炽盛还可内攻脏腑。

计面积,手掌并;九分法,体表寻。

烧伤面积计算的方法有二。手掌法:伤员五指并拢时手掌的面积为全身表面积的 1%;九分法:将全身表面积分为 11 个九等分,即头面、颈部为 1 个9%,两上肢为 2 个 9%,躯干前后包括外阴为 3 个 9%,两下肢包括臀部为 5个 9% 加上 1%。

深度计,三四分:红热痛,一度明。浅二度,痛更甚;起水泡,色素沉。深二

度,达深层;痛觉钝,留瘢痕。至三度,焦痂成;痛感失,皮革硬。

烧伤深度计算一般采用三度四分法。一度红肿热痛,愈后无瘢痕。浅二度红肿剧痛,起水疱,愈后无瘢痕,但有色素沉着。深二度达真皮深层,痛觉迟钝,有水疱,愈后有瘢痕。三度达皮肤全层,直至骨骼,痛觉消失,创面硬如皮革,形成焦痂,愈后可形成瘢痕和瘢痕挛缩。

论治法,内外襄;毒宜清,阴须养。

烧伤重证应内外并治,以清热解毒、益气养阴为原则。

发热渴,火热伤;清营类,解毒汤。

火热伤津者,发热渴饮、便秘、尿赤、舌红、苔黄、脉数,治宜清营汤[81]、黄连解毒汤[153]加减。

阳脱证,神志恍;生脉散,参附汤。

阴伤阳脱者,神志恍惚,肢厥汗淋,脉微欲绝,治宜参附汤[157]合生脉散[103]。

火内陷,传五脏:毒传心,昏谵妄;毒传肺,咳痰黄;毒传肾,尿闭藏;毒传肝,痉挛样;毒传脾,便臭溏。清瘟饮,加减尝。

火毒内陷者,壮热烦渴,躁动不安,苔黄焦起刺,质红绛,脉弦数。治宜清瘟败毒饮[159]加减:烦躁昏谵者,为热毒传心,宜合安宫牛黄丸[84];痰黄带血者,为传肺,宜加知母、贝母;尿少尿闭者,为传肾,宜加竹叶、茅根;痉挛抽搐者,为传肝,宜加羚角、钩藤;便溏黏臭者,为传脾,宜加葛根、白头翁;如便秘,加大黄、芒硝。

气血虚,八珍汤;脾胃弱,益胃方。

气血两虚者,低热消瘦,自汗盗汗,舌淡脉细,治宜八珍汤[338]加黄芪。脾胃虚弱者,热退纳呆,食少便溏,舌淡脉弱,治宜益胃汤[255]、参苓白术散[182]加西洋参、石斛。

其外治,初清创;地榆末,合大黄。至中期,防腐常;玉红膏,黄连商。其后期,新肉长;生肌散,敷之良。

创面外治很重要。初期清洁创面后,用麻油调地榆、大黄末外敷;中期创面有感染者,可用生肌玉红膏[519]、黄连膏[584]外敷防腐;后期腐脱生新时,用生肌散⁽⁵⁰⁸⁾掺白玉膏⁽⁵⁰⁹⁾外敷。

2. 冻疮

冻疮发,寒冷侵;皮肉损,血脉凝;病初起,常痒疼;或麻木,继红肿;甚紫黯,水疱隆;渐溃烂,内陷重。

冻疮为人体受寒冷侵袭,引起局部血脉凝滞、皮肤肌肉损伤的疾患。其初起皮肤苍白、痒痛或麻木,继则红肿,甚至呈紫黯色,并可出现水疱或紫血疱,渐至溃烂。如邪毒炽盛,可成内陷重证。

内治法,应温通;桂枝汤,当归从。气血弱,养营宗。

本病内治应以温通血脉为主,宜用桂枝汤⁽¹⁾加当归;若气血衰弱,宜用人参养营汤⁽²⁷⁷⁾加酒服。

其外治,常搓揉;椒姜水,频擦稠;若溃烂,玉红救。

外治可时常搓揉,或用辣椒、姜汁频擦;若已溃烂,可外敷生肌玉红膏⁽⁵¹⁹⁾。

3. 毒蛇咬伤

毒蛇伤,风火毒;兼二者,混合求。

蛇毒分风毒、火毒和风火毒三种。

风毒侵,不红肿,无渗液,仅微痛,或麻木,头晕重,出冷汗,流涎凶,瞳孔散,视物朦,牙关紧,昏迷中;应活血,兼祛风。

风毒(神经毒)袭人,局部不红肿,无渗液,微痛或麻木,头晕出汗,胸闷,甚至瞳孔散大,视力模糊,流涎,牙关紧闭,昏迷,呼吸减弱,脉迟弱。内治应以活血祛风为主。药用当归、川芎、红花、白芷、两面针等。

火毒发,肿痛甚,水疱起,溃疡成,肌肉痿,寒热淫,吐衄血,黄疸深;宜清热,凉血凭。

火毒(血循毒)袭人,伤口剧痛,肿胀,起水疱,甚至可成坏死溃疡,且有寒战发热,肌肉酸痛,吐衄便血,黄疸等严重时昏迷、脉微欲绝。内治应清热解毒、凉血止血。药用半边莲、蚤休、大黄、黄连等。

蛇毒剧,应急救;缚扎法,防回流;扩创吸,能排毒;蛇药片,服之瘳,合西医,治方周。

蛇毒在体内播散迅速,故应急救。常用缚扎法、扩创法、吮吸法、烧灼法、针刺法等,并及时服用蛇药片。对于严重患者应积极配合西医治疗。

十三、瘰疬

瘰疬者,如贯珠;不觉痛,色不殊。痰火凝,肝气郁。

瘰疬为多发于颈部的结块。其结块累累如贯珠状,不觉疼痛,皮色不变。乃肝气郁结,脾失健运,痰火凝结于颈项而成。

初结块,按之坚;逍遥散,二陈先;冲和膏,外敷痊。

初期结块肿大如豆,按之坚实,推之能动。治宜逍遥散[230]合二陈汤[166]加减,外敷冲和膏[518]。

渐增大,数个连;若成脓,皮色变;上方加,皂角穿。

中期肿块逐渐增大,有的数个融合成块:表皮转成暗红色而微热者,为已化脓,治宜上方加皂角刺、穿山甲、黄芪,促其溃破或切开排脓。

溃破后,脓水稀;补肺肾,六味倚;七三丹,腐物提;又挑刺,效亦奇。

后期溃脓,脓水清稀,且夹絮状物,常形成窦道。治当滋补肺肾,方用六味地黄丸[284]加味;外用七三丹[512]提脓祛腐。另外,本病在肩背部挑刺结核点效果也很好。

十四、瘿

瘿为病,颈前隆;结喉旁,呈漫肿;病程长,色不红;五瘿说,古籍中;气血肉,筋石从。

瘿为颈前结喉两侧肿大的疾患。其皮色不变,呈漫肿,且病程长。古代文献中有气、血、肉、筋、石等五瘿之分。

其病因,气滞郁,痰凝结,或血瘀。

病因乃正虚邪入,导致气滞、痰凝、血瘀而成。

气瘿软,弥漫形;四海丸,郁气平。

气瘿的肿块柔软并随喜怒而消长,呈弥漫性肿大。治宜四海舒肝丸[586]

加减。

肉瘿韧,结块圆;玉壶汤,能软坚。

肉瘿的肿块柔韧而圆,能随吞咽动作上下移动。治宜海藻玉壶汤[587]加减。

石瘿硬,呈恶性;玉壶汤,增三棱。

石瘿坚硬如石,不可移动。其治可用海藻玉壶汤[587]加三棱、莪术等软坚行瘀之品。因本病多属恶性,故宜早期施行手术。

瘿痈者,突然发;按之痛,寒热加;解肌汤,表证伐;清肺汤,痰热化。

瘿痈为颈前结块突然灼热疼痛。恶寒发热,表证明显者,治宜牛蒡解肌汤[588]加减;表证消失后,治宜柴胡清肝汤[589]加减。

十五、瘤

瘤肿块,生体表;发展慢,预后好;痰浊瘀,结不消。

瘤是瘀血、痰饮、浊气停留于体表而产生的肿块。不痛不痒,发展缓慢,预后较好。

气瘤软,浮浅柔;散坚丸,郁气疏。

气瘤肿块浮浅柔软而有弹性,治宜通气散坚丸[590]。

血瘤赤,血丝含;散瘀汤,活血先。

血瘤皮色暗红,中含血丝,治宜活血散瘀汤[591]。

肉瘤肿,形如馒;流气饮,二白散。

肉瘤自肌肉肿起如馒头,治宜十全流气饮[592],外敷二白散[593]。

筋瘤青,曲成团;当归汤,寒凝痉;肝火旺,清肝丸。

筋瘤青筋垒垒,盘曲成团。一般可服活血散瘀汤[591]。寒凝血瘀者,治宜当归四逆汤[70];火旺血燥者,治宜清肝芦荟丸[594]。

骨瘤硬,附骨黏;推不移,调元丸。

骨瘤肿块坚硬如石,紧贴于骨,推之不移,治宜调元肾气丸[595]。

脂瘤者,藏脂浆;界限明,摘除良。如红肿,化脓疡;切开排,七三裹。

脂瘤呈圆形,界限分明,内藏有臭味的白色脂浆,宜手术摘除。如瘤体红肿热痛,已成脓肿时,应切开引流,然后用七三丹⁽⁵¹²⁾提脓祛腐。

十六、岩

岩如石,硬块生;溃烂后,菜花形;色紫晦,恶臭腥;痛剧烈,多丧生。

岩为赘生于人体的坚硬肿物。其硬如石,且高低不平。溃烂后如菜花状,色紫恶臭,疼痛剧烈,不易治愈。

其发病,重内因;正不足,伤七情;六淫袭,痰瘀凝。

本病在致病因素中较注重内因。正气不足和内伤七情,以及外感六淫之邪的侵袭,共同导致气滞血瘀、痰凝毒聚而结成肿块。

舌菌者,状如菌,易出血,质地硬;心火郁,导赤增;解毒汤,脾火清;知柏汤,虚火宁;气血虚,归脾尊。

舌菌为突出舌体的肿物,头大蒂小,形状似菌,按之坚硬,易于出血。心脾火郁者,心烦失眠,口渴尿赤,舌红脉数,治宜导赤散⁽²¹⁹⁾加黄连、山豆根。脾胃火毒者,舌体胖大,肿物腐臭,苔黄腻,脉滑数,治宜黄连解毒汤⁽¹⁵³⁾加山慈姑、茵陈。阴虚火炽者,病久潮热,舌烂无皮,舌红无苔,脉细数,治宜知柏地黄汤⁽²⁸⁸⁾加减。气血两虚者,舌体溃烂,纳少消瘦,舌淡脉细,治宜归脾汤⁽¹⁸³⁾。

茧唇者,形状名;初如豆,后似蕈;心火炽,甘露饮;脾实热,凉膈寻;相火炎,知柏斟。

茧唇为生于口唇的肿块。初起如豆,渐大如蚕茧,或似蕈状突出,溃后如翻花。属心脾火炽者,治宜清凉甘露饮⁽⁵⁹⁶⁾加全蝎、山豆根。脾胃实热者,治宜凉膈散⁽⁸⁰⁾加僵蚕、半枝莲。相火上炎者,治宜知柏地黄汤⁽²⁸⁸⁾加减。

失荣者,颈耳间;人消瘦,肿物坚;开郁散,初期选;散坚丸,攻补兼;香贝汤,后期专。

失荣是颈耳处发生肿块,坚硬如石,身体消瘦,失去荣华者。其初起如栗,皮色不变,治宜开郁散⁽⁵⁶⁴⁾。中期肿大微痛,肤色紫黯,治宜和营散坚丸⁽⁵⁹⁷⁾。后期溃流血水,味臭剧痛,治宜香贝养营汤⁽⁵⁷⁰⁾。

肾岩发,阴茎头;翻花状,臭脓流;溃坚汤,初期救,龙胆汤,湿热求;至后

期,正不足;补血汤,六君助。

　　肾岩为生于阴茎头部的坚硬肿块。其溃后如翻花之状,脓液奇臭。结节初起宜用散肿溃坚汤[598]加减。中期溃疡翻花,腐臭疼痛,治宜龙胆泻肝汤[210]加减。后期烂通尿道,甚至阴茎溃烂脱落,治宜当归补血汤[599]合香砂六君子汤[240]加减。

第九卷

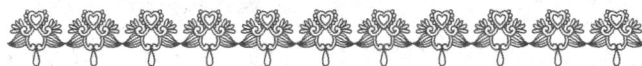

中 药 学

一、概论

药治病,始神农;《本草经》,药物宗;历代扩,后贤充。

《神农本草经》载药 365 种,并概述了药物学理论,为我国现存最早的药物专著。后贤又对其作了大量补充,使中药学更加丰富和完善。

曰四气,药性明:寒与热,温凉平。逆施之,除偏胜。

四气,即寒、热、温、凉四种药性。另外,性质平和者称平性药。寒药治热病,温药治阴证,用药的偏性以消除病理的偏胜偏衰。

曰五味,药味云:酸甘苦,咸淡辛。辛发散,淡利渗,苦燥泄,甘补凭,咸软坚,酸敛阴。

五味,即辛、酸、甘、苦、咸五种药味。另有将药味不浓者称淡味,淡附于甘。辛能散能行能润,淡能渗湿利水,苦能泄能燥坚,甘能补能缓,咸能软坚,酸能收敛。

气与味,综合斟;薄轻者,阳多升;厚浊者,降从阴;质轻浮,质重沉。

识别药性须将气味结合起来研究。气薄质轻者,性升浮,属阳;味厚质重者,性沉降,属阴。

药定位,为归经;分五脏,合五行。

归经是药物对机体各部分的特殊作用。按五行配五色、五味、五脏的道理,对照药物的色味与作用,并以之作为辨识药性的规律。

一味药,名单方;数品合,佐使详;七情和,方为良。

一味药称单方。数药按君臣佐使、七情(相须、相使、相反、相杀、相恶、相畏及单行)和合配伍,才能增效降毒,是为良方。

十八反,勿同行;十九畏,亦勿忘。

相反药、相畏药,一般均忌同用。

犯胎药,毒性强;多猛烈,孕忌尝。

性烈有毒及破血滑利药,孕妇均忌用。

药炮制,毒性降;性能改,疗效强;杂质除,易贮藏。

炮制能增强疗效,降低毒性,便于贮藏。

制之法,火与水:洗、漂、泡、渍、水飞;炙、炒、煅,炮、焙、煨;合制之,蒸、煮、淬。

炮制分水制、火制和水火合制三法。洗、漂、泡、渍、水飞为水制;炙、炒、煅、炮、焙、煨为火制,蒸、煮、淬为水火合制。

加料制,各有性:姜发散,酒提升,醋入肝,盐走肾,土补中,蜜缓凭。

根据治疗需要,可选相应辅料加以炮制:姜制发散,酒制升提,醋制入肝,盐制入肾,陈壁土制补中,蜜制甘缓益元。

诸药性,应熟记;纵分类,横对比;举要品,大旨启。

分门别类地系统学习,并将功同效类者加以归纳对比,才能全面掌握药性,临证应用方能丝丝入扣。

二、解表药

解表药,味多辛;驱表邪,温凉分。

解表药多辛,能发散在表之邪。因药有温凉之异,故用有辛温与辛凉之别。

辛温类,散风寒。

辛温解表药能发散风寒,而且发汗力强,适用于无汗表实证。

麻黄峻,发汗强,善平喘,利水良。根功异,止汗淌。

麻黄辛温入肺,治风寒喘咳及水肿实证。其根功专止汗。

桂枝甘,温通阳,和营卫,解肌昂。

桂枝辛甘温,通阳气,治感冒风寒、风湿痹痛。

荆芥穗,解表邪;清头目,炭止血。

荆芥穗辛温,治头痛目赤、咽喉肿痛。炒炭止血。

防风温,祛风湿,头身痛,均能止。

防风辛甘微温,治恶风头痛身痛及破伤风。

紫苏温,散表寒;宣肺气,中阳宽。子平喘,止咳痰。

紫苏辛温,治风寒胸闷呕吐,解鱼蟹毒。其子入肺,治痰壅喘逆。

羌独活，风湿逐；止痹痛，两相殊：上身病，羌活驱，腰膝重，独活舒。

羌活、独活均辛苦温，治风寒湿痹。但羌活宜于上半身病及表证；独活宜于腰膝酸重及足痹。

白芷温，善消肿，头面疾，阳明宗。

白芷辛温入肺，善通窍，治鼻渊及头风牙痛。

藁本升，达顶巅；头风痛，齿颊连。

藁本辛温升散，能达顶巅，治头顶痛连齿颊。

细辛温，散风寒；能镇痛，逐寒痰。

细辛辛温，治风寒头痛、肺寒咳痰及齿痛。

生姜温，治感冒；胃寒呕，咳逆疗。皮利水，浮肿消。若干姜，大辛热；除里寒，回阳捷。炮姜炭，能止血。

生姜辛微温，治风寒咳呕，解半夏、南星毒，其皮能利水消肿。干姜大辛热，治阳虚厥逆、阴寒腹痛、寒痰咳嗽。炮姜治虚寒出血。

葱白温，善通阳；解肌表，风寒伤。

葱白辛温，治外感风寒及寒凝致阳气不通者。

香薷温，祛暑湿；散风寒，夏令施。

香薷辛微温，治夏令感冒风寒及暑风、暑湿。

辛夷温，苍耳煎；能发汗，风寒蠲；通肺窍，治鼻渊。

辛夷、苍耳均辛温入肺，善通肺窍，治鼻渊头痛。

辛凉类，散风热。

辛凉解表药能发散风热，发汗较为缓和，适用于风热表证。

薄荷凉，表热泄；清头咽，透疹择。

薄荷辛凉，治风热头痛、咽痛及痧疹不透。

牛蒡子，利咽膈，消肿毒，解热邪。

牛蒡子辛平入肺，治风热咽喉肿痛、斑疹疮痘。

升麻寒，清胃热，提下陷，发痘捷。

升麻辛甘微寒，善升清阳、透痘疹，治下利脱肛、子宫脱垂。

葛根平,解肌设,生津液,痘疹越。

葛根辛平,发表透疹,治头痛项强、口渴、泻痢。

柴胡平,和少阳,郁气舒,升清强。

柴胡苦平性升,入肝胆,善治寒热往来、胁痛、疟疾及脱肛下利、子宫脱垂。

淡豆豉,解表襄,除虚烦,合栀彰。大豆卷,湿热良。

豆豉辛寒入肺,治阴虚感冒、虚烦懊恼。豆卷甘平入胃,治湿热内蕴、胸痞、湿痹。

桑叶寒,清肺经;温热咳,明目凭。皮平喘,水利行。枝通络,风湿清。果补血,滋阴津。

桑叶苦寒入肺肝,治风温咳嗽、目赤。皮甘寒,治喘咳水肿。枝苦平,治风湿臂痛。果为桑葚,甘寒,治口干消渴、失眠、肠燥。

黄菊花,头目清。白菊花,养肝肾。野菊花,疗毒疔。

菊花甘苦微寒,入肺肝。黄菊治风热头痛目赤;白菊治头晕目昏;野菊解毒消痈。

蝉蜕寒,透痧疹,定风痉,退翳侵。

蝉蜕甘寒,治目翳、失音、小儿夜啼、破伤风。

木贼平,主目明;止泪下,翳膜清。

木贼苦平,治风热暴翳、目赤泪淋。

蔓荆子,散风淫;治目疾,止头疼。

蔓荆子苦辛平,治头痛头风、目昏多泪。

三、涌吐药

涌吐药,多峻烈;宿食停,痰壅塞。

涌吐药多峻烈有毒,以呕吐达到祛邪目的。凡邪在上者均可用之,但体虚者应慎用。

体壮者,诸药择:甜瓜蒂,胆矾捷,食盐炒,藜芦越,兼截疟,常山诀。

瓜蒂苦寒,小毒;胆矾酸寒,有毒;盐咸寒,藜芦辛寒,剧毒;常山辛寒,小毒。体强壮实者,可选以上诸药催吐。且常山功兼截疟。

若虚人,参芦设。

人参芦苦微温,虚人须吐者用之。

四、泻下药

泻下药,多苦寒;利二便,里实安。

泻下药多苦寒,能使邪从二便泻出,适用于里实证。

大黄猛,攻瘀积;泻肠胃,火热已。

大黄苦寒下行,治阳明腑实、血瘀、经闭。

芒硝咸,治便秘,去实热,泄痰癖。

芒硝咸寒软坚,治热积便结、痰癖、蓄血。

芦荟苦,泻火须;清肝火,治疳积。

芦荟苦寒,导积通便,清肝火,消疳杀虫。

麻仁平,润滋补;火麻滑,结便除;胡麻补,滋养须。

麻仁甘平,润燥补虚。火麻善通便兼滋补,胡麻重滋养兼润肠。

郁李仁,性滑降;通结便,退肿良。

郁李仁苦平性滑,治气滞便结、尿闭水肿。

戟遂芫,商陆丑,续随子,均有毒;逐水饮,消肿速。

大戟、甘遂、商陆、牵牛均苦寒,芫花、续随子均辛温。诸药有毒,均能峻下逐水、利尿消肿。

巴豆热,勿轻投;峻泻下,寒积求。

巴豆辛热,大毒,峻泻寒积,且消腹水。

五、清热药

清热药,性寒凉;除里热,消痈疮。

清热药性寒凉,治热病、疮痈等热证。

石膏辛,善泻火;清肺胃,止烦渴。寒水石,功亦博。

石膏辛大寒,入肺胃,善清气分实热,治壮热烦渴、神昏发斑。寒水石咸寒,功类石膏。

知母苦,烦热清,润燥咳,滋肺肾。

知母苦寒,治壮热烦渴、咳逆痰嗽、骨蒸劳热。

山栀寒,清三焦;湿热泻,烦蛔消。

山栀苦寒,治烦热懊恼、鼻衄,尤能利胆退黄。

淡竹叶,解热烦。叶卷心,心热专。沥降火,消风痰。竹茹寒,止呕涎。天竺黄,痰惊痉。

淡竹叶、竹茹、竹沥、天竺黄诸药甘寒。竹叶治烦热溲赤、口舌生疮。卷心性同竹叶,尤专清心热。竹沥治中风痰迷。竹茹清胃热、止呕涤痰。天竺黄治痰热惊搐。

鲜芦根,清肺胃;疗肺痈,呕咳委。鱼腥草,肺痈回。

芦根甘寒,治胃热呕逆;鱼腥草辛寒,二者均入肺,为治肺痈要药。

夏枯草,散热结;治瘰疬,肝火泄。

夏枯草辛苦寒,入肝胆,治肝火目痛及瘰疬。

谷精草,密蒙花,青葙子,夜明砂;退目翳,肝火下。

谷精草甘平,密蒙花甘寒,青葙子苦寒,夜明砂辛寒,诸药均入肝,治目赤肿痛和翳膜遮睛。

曰决明,明目珍;草结子,肝热平;石贝壳,阳亢镇。

草决明、石决明均咸微寒,入肝明目。草决明治郁热目赤涩痛;石决明治阳亢眩晕、青盲内障。

犀角寒,最凉血;清心胃,解毒热。

犀角苦寒入心,治温病神昏谵语、吐衄发斑。

牛黄凉,定惊厥,热昏谵,开窍捷。

牛黄苦凉入肝,治温病神昏惊搐、喉肿溃烂。

玄参黑,养阴津;解斑毒,利咽凭。

玄参甘苦寒,治口渴咽痛、瘰疬及温病发斑。

紫草根,善透疹,解热毒,活血灵。

紫草甘寒,治热盛致疹出不畅,并可预防麻疹。

银柴胡,疳热清,退虚热,治骨蒸。

银柴胡甘微寒,治疳热,退骨蒸。

牡丹皮,血瘀行,热入血,无汗蒸。

牡丹皮辛寒,治无汗骨蒸、恶血积痛及血滞经闭。

地骨皮,肃肺金;劳热退,有汗蒸。子枸杞,补肝肾;能明目,治头晕。

地骨皮甘寒,治劳热咳喘及有汗骨蒸。子为枸杞,甘平,治精亏腰酸,头晕目昏。

白薇寒,清血热;久疟止,虚热择。

白薇苦咸寒,治虚热久不退及久疟不解。

丝瓜寒,凉血捷;络功同,尤通塞。

丝瓜甘寒,通络逐痹,治乳痈肿痛。其络功同,尤以通络见长。

芩连柏,性苦寒;湿能燥,热易蠲;三焦火,各分观;止泻痢,疮疡痊。芩泻肺,连除烦,柏清下,相火安。

黄芩、黄连、黄柏均苦寒而能燥湿,治壮热吐衄、泻痢、疮痈。但黄芩善清上焦肺火;黄连善清中焦心胃火;黄柏善清下焦相火,退骨蒸劳热。

苦参根,涩秦皮,胡黄连,治热痢;参杀虫,小便利;秦清肝,去目翳;连消疳,骨蒸宜。

苦参、秦皮、胡黄连均苦寒,治湿热下痢。但苦参治疥疮,利小便;秦皮治肝热目赤生翳;胡黄连治骨蒸劳热及小儿疳积。

胆草寒,湿热专;肝胆火,最宜煎。

胆草苦寒,治耳聋目赤、阴囊肿痛及肝热生风。

银花寒,解热毒,疗疮痈,风热疏。

银花甘寒,治温病初起、痢疾、热毒疮痈。

连翘苦,上焦清;散痈结,子泻心。

连翘苦寒,善消痈散结,为疮家要药。其心善清心热,治神昏谵语。

大青叶,板蓝根;化毒斑,咽喉清。

大青叶、板蓝根均苦大寒,治热毒发斑、喉痹肿痛。

地丁草,蒲公英,山慈姑,白蔹根;解热毒,疗毒疔。

地丁草、蒲公英、山慈姑、白蔹诸药辛寒,均能清热解毒散结,治疮痈疔毒。且蒲公英味苦,治乳痈尤效。

青黛寒,能泻肝,解热毒,善消斑。

青黛咸寒,善清热消斑,外涂治黄水疮疹。

射干寒,山豆根,橄榄果,马勃菌;利咽喉,热毒平。

射干、山豆根苦寒,橄榄涩平,马勃辛平,诸药均为治咽喉肿痛之要药。

红藤苦,败酱辛;散热结,肠痈凭。

红藤苦平,败酱草辛苦寒,均善散结,专治肠痈。

白头翁,马齿苋,鸦蛋子,赤痢煎。

白头翁、鸦蛋子均苦寒,马齿苋酸寒,均治病疾,赤痢尤宜。鸦蛋子又治休息痢及疟疾。

白藓皮,湿热用;治疮痒,疗毒风。

白藓皮苦寒,治湿热疮疡、疥藓赤烂及一切毒风。

土茯苓,利湿热,解汞毒,梅毒彻。

土茯苓甘淡平,治湿热疮毒、梅毒,又解汞毒。

西瓜汁,清暑佳;止烦渴,小便下。

西瓜汁甘寒,清暑止渴利尿。西瓜翠衣功亦同。

鲜荷叶,梗与蒂;升清阳,解暑气。莲子涩,补肾脾。莲心苦,心热已。花蕊须,固精遗。藕节汁,止血溢。

荷叶苦平,清暑升阳,治气陷便泻。其梗善通气宽胸,蒂升举之力较强。莲子涩平,治遗精白浊,虚泻久痢。莲心苦寒,治温病神昏。莲须甘平,治遗精带下,吐血崩中。藕节涩平,治咳唾吐溺等多种出血兼能化瘀。

青蒿叶,解暑邪;治疟疾,退虚热。

青蒿叶苦寒,解暑凉血,治虚热骨蒸及疟疾。

六、芳香化湿药

芳香药,化湿灵;能悦脾,辛苦温;疗便溏,除胸闷。

芳香化湿药多辛香苦温、辟浊化湿,治脾湿内阻、胸闷呕恶、食少便溏等症。

藿香温,化呕恶,解暑气,善辟浊。佩兰同,脾湿酌。

藿香辛微温入脾,治脾湿郁阻,脘痞呕泻及霍乱腹痛。佩兰辛平,与藿香同功。

苍白术,性相近;去风湿,健脾经;苍术烈,运脾寻;白术缓,补脾珍。

苍术、白术均健脾燥湿。但苍术辛烈运脾,治腹胀呕恶;白术甘温补脾,治食少泄泻。

厚朴温,导滞气;除胀满,平喘息。花宽中,化湿宜。

厚朴苦辛温,治脘胀喘息。其花治胸闷不适。

白草肉,三豆蔻;化湿浊,温中土;行冷气,止寒呕。白退翳,草痛求;肉蔻涩,久泻收;草果猛,痰疟休。

白蔻、草蔻、肉蔻均辛温入脾胃,化湿温中。但白蔻兼去目翳;草蔻治胃脘寒痛;肉蔻固肠治虚泻冷痢。草果气浊,治浊阻郁伏之瘟疫痰疟。

缩砂仁,醒脾胃;止呕泻,安胎坠。花与壳,效力微。

砂仁辛涩温,治呕吐食少,且能安胎。其花、壳与仁同功,但力较弱。

七、利水渗湿药

利水药,能渗湿;性平淡,水肿施;退黄疸,淋浊止。

利水渗湿药多味淡气平,淡能渗湿利尿,使邪从小便去。适用于水湿停蓄之淋浊水肿。

白茯苓,健脾经,除痰湿,泄泻停。赤分利,湿热清。皮利水,消肿凭。茯神根,安心神。

白茯苓、赤茯苓、茯神、茯苓皮诸药甘平。白茯苓治痰多尿少、脘闷。赤茯苓利尿治五淋。茯苓皮治水肿。茯神治惊悸失眠。

猪苓平,长淡渗;尿不利,肿满凭。

猪苓甘平,善渗利,治水肿尿少及淋浊带下。

金钱草,海金砂,石苇叶,灯芯扎,又萹蓄,瞿麦加;通五淋,结石下。

金钱草、海金砂、石苇叶、灯芯草、萹蓄、瞿麦诸药均通淋下石。但金钱草咸平,善治石淋。海金砂甘寒,萹蓄苦平,石苇苦微寒,灯芯草甘微寒,四药善治热淋涩痛。瞿麦苦寒,治血淋、石淋因热者最宜。

车前子,热淋清;止泻利,使目明。草清热,出血凭。

车前子甘寒,治热淋涩痛、利尿止泻。草与子同功,且又治热证出血。

滑石寒,主石淋,解暑热,水泻停。

滑石甘寒而滑,治尿涩热痛、暑湿水泻。

通草淡,木通苦,冬葵子,能下乳,泄湿热,五淋愈。

通草、木通、冬葵子均通淋下乳。但通草甘寒,能引热下行。木通苦寒,善降心火。冬葵子甘寒,性滑润肠。

萆薢平,治浊淋,风湿痛,舒络筋。

萆薢苦平,治小便淋浊如膏及风湿痹痛。

曰防己,湿风用;汉消肿,木止痛。

防己大苦辛寒,利水祛风止痛。其中汉防己善除湿消肿,木防己善治湿热身痛。

薏苡仁,除痹湿,消痈脓,泻利止。

薏苡仁甘淡微寒,治脾湿泻利、筋急拘挛及肺痈。

泽泻寒,泻肾火,利膀胱,水道豁。

泽泻甘寒,治肿胀水停、五淋及湿热头重耳鸣。

冬瓜子,排脓痈。皮利水,能消肿。

冬瓜子甘寒性滑,治肺痈、肠痈。其皮利尿消肿。

赤小豆,利水道,疮痈毒,内外调。

赤小豆甘酸平,治水肿脚气及一切疮痈肿毒。

半边莲,善利尿,解蛇毒,肿易消。

半边莲辛平,利水解毒,治毒蛇咬伤、蜂蝎刺螫。

地肤子,利膀胱,理皮肤,散湿疮。

地肤子甘苦寒,治小便淋痛及皮肤湿热疮毒。

茵陈蒿,退黄专,清湿热,黄疸痊。

茵陈苦平微寒,清热利湿,为利胆退黄专药。

八、祛风湿药

祛风湿,药辛温;除痹痛,壮肝肾。

祛风湿药多辛温,能活络止痛、壮筋健骨,治风寒湿痹、肢体麻木、筋
络拘急。

五加皮,强筋骨;散风湿,拘痛舒。

五加皮辛温入肝肾,治筋骨痿软或风湿拘挛疼痛。

秦艽平,风湿逐,治虚热,骨蒸愈。

秦艽辛苦平,治风湿身痛、虚热骨蒸。

威灵仙,性善走;治痛风,骨鲠喉。

威灵仙辛温,性急善走,治痛风及诸骨鲠喉。

木瓜酸,主湿痹,舒筋络,和胃气。

木瓜酸温,和胃化湿,治湿痹脚气及霍乱转筋。

晚蚕砂,偏瘫熨;化湿浊,霍乱煨。

晚蚕砂甘辛温,治霍乱转筋、腹痛及风湿痹痛。

臭梧桐,豨莶草,海风藤,络石绕,千年健,海桐邀;通经络,风湿消。

臭梧桐、豨莶草、络石藤苦寒,海风藤、千年健辛温,海桐皮苦平,诸药均
入肝肾,治风寒湿痹、筋骨疼痛、肢体麻木,且臭梧桐又治高血压,络石藤兼
消痈肿。

虎骨温,善搜风;腰足痿,关节痛。

虎骨辛温,搜风定痛,治足弱痿痹、百节皆痛。

蛇善窜,定惊风,痹疥癣,经络通。

白花蛇甘咸温,有毒;乌梢蛇甘平。均入肝,善搜风定惊,治风湿顽痹、筋脉拘急及恶疮疥癣癞。

九、温里药

温里药,性燥烈;祛内寒,回阳捷。

温里药多燥烈,能温中回阳,治里寒。

附子热,能回阳,散寒湿,止痛强。乌头毒,痛风商。天雄补,壮元阳。

附子大辛热,有毒,治亡阳虚脱、胸腹冷痛、骨节痹痛。乌头辛温,大毒,治心腹及遍身寒痛。天雄功类附子,尤补元阳,善治男子失精及寒湿痹痛。

肉桂甘,温补功;通血脉,除寒痛。

肉桂辛甘大热,治下元虚冷、虚寒腹痛。

吴黄热,能温中;暖肝胃,呕逆崇。

吴茱萸辛苦大热,小毒,治肝胃寒呕、头痛胃痛及疝气痛。

川椒热,祛寒邪;腹冷痛,驱蛔择。子椒目,利水捷。

川椒辛大热,有毒,善散阴冷,治腹痛吐蛔。子为椒目,苦寒,治水肿喘满。

胡椒烈,散中寒;呕吐利,腹痛煎。

胡椒辛热,治胃寒吐泻腹痛,少用可增进食欲。

丁香温,最暖胃;疗呕吐,呃逆委。

丁香辛温,善温胃降逆,为治胃寒呕逆要药。

高良姜,胃寒宗;噫逆呕,冷痛松。

高良姜辛热,治胃脘冷痛、呕吐噫逆。

大小茴,疗寒疝,和胃气,止痛先。

大小茴辛温入肝,治寒疝气坠腹痛。且小茴又治呕吐并开胃,大茴常做调味料。

十、芳香开窍药

开窍药,性芳香;善走窜,入心脏;神昏迷,闭证商。

芳香开窍药气味芳香,善走窜,入心经。治热病神昏内闭和惊风、中风等昏厥证。

麝香辛,通关窍;辟秽浊,活血妙。

麝香辛温,治神昏痉厥、中风中恶及跌打损伤。

冰片寒,清咽目,内醒脑,外防腐。

冰片辛寒,治高热神昏、喉痛,外用防腐生肌。

苏合香,逐秽恶;消痰闭,猝昏瘥。

苏合香辛甘温,治猝昏痰壅气塞之危急闭证。

石菖蒲,腹胀消;祛痰浊,开心窍。

石菖蒲辛温,治湿浊上蒙神昏、耳聋,并能开胃。

十一、安神药

安神药,能镇静;属实者,须重镇;属虚者,应养心。

安神药能安神定魄,治心悸怔忡、失眠。实者用金石类重镇,虚者用滋养药养心。

朱砂寒,镇心神,解热毒,定风惊。

朱砂甘微寒,治心悸、癫痫、惊风,且解热毒。

琥珀平,定悸惊,消瘀血,通五淋。

琥珀甘平,治惊风惊悸、血淋热淋及经闭癥结。

珍珠寒,镇惊悸,除翳障,外生肌。

珍珠咸寒,治悸怔惊风,外用点眼去翳、收敛生肌。

灵磁石,入肝肾;躁动歇,耳目明。

灵磁石辛寒,治精神躁动、癫痫及耳聋目昏。

龙牡涩,能潜阳;固精带,止汗淌。牡软坚,消瘰方。齿同骨,镇惊强。

龙骨涩平,牡蛎咸寒,均潜阳固涩,治头晕惊悸、盗汗遗精、崩漏带下。牡蛎又治瘰疬及胁下坚满。龙齿功同龙骨,镇惊安神尤效。

柏枣仁,安心神;虚汗收,烦悸平。

枣仁甘酸平,柏子仁甘辛平,均治虚烦不眠、惊悸多汗。柏子仁又治肠燥便秘。

远志温,治健忘,祛痰壅,定惊惶。

远志苦辛温,治痰阻心窍之神迷健忘、咳嗽。

合欢花,虚烦疗。皮活血,痈肿消。

合欢甘平,花治虚烦不眠,皮治肺痈及骨折。

夜交藤,能安眠。何首乌,黑发添;益精血,筋骨健;生解毒,可通便。

夜交藤甘平,治失眠多梦。根为首乌,苦涩微温,生用治疮痈便秘,熟用可乌发健骨。

十二、平肝熄风药

熄风药,均入肝;眩晕服,痉厥煎。

平肝熄风药均入肝经,能平肝镇痉,治阳亢眩晕、高热痉厥。

羚角寒,熄肝风,解热毒,痉厥宗。

羚羊角咸寒,治壮热神昏、惊风瘛疭、肝火头痛。

钩藤寒,治急惊,清头目,眩晕宁。

钩藤甘微寒,治头痛眩晕、发热风惊。

天麻温,瘛疭凭,祛风痰,止眩晕。

天麻甘微温,治头痛眩晕及惊风抽搐。

两蒺藜,均明目;刺疏肝,风痒没;沙苑补,肾精固。

蒺藜性温明目。但刺蒺藜味苦,治目赤多泪、头眩及身体风痒。沙苑蒺藜味甘,治目昏遗精。

代赭寒,镇逆气,平肝阳,止呕噫。

代赭石苦寒,治呕逆噫气、眩晕及血热吐衄。

地龙寒,止热痉,通经络,气喘定。

地龙咸寒,治壮热惊风、气喘尿闭、半身不遂。

僵蚕咸,风惊歇,咽喉痛,化痰结。

僵蚕咸辛平,治痰热急惊、咽痛初起及风疹。

全蝎毒,蜈蚣凶;疗口㖞,破伤风,急慢惊,恶疮痈。

全蝎辛平,蜈蚣辛温,均有毒,治惊风、破伤风、口眼㖞斜、恶症毒痈。蜈蚣又治毒蛇咬伤。

十三、理气药

理气药,多辛香;肝脾滞,肺胃胀。

理气药多辛温芳香,能行气止痛,治胸腹胀满、呕泻、疝瘕。

橘皮温,健脾胃,化痰湿,呕咳贵。叶消肿,乳痈回。络活血,胸痛委。核理气,疝痛煨。未熟果,称青皮;疏肝气,散滞积。

橘皮苦温,治咳喘痰壅、呕哕腹胀。叶苦平,治乳痈胁痛。络苦平,治咳嗽胸胁痛。核苦温,治疝气肿痛。青皮苦温,治胁痛、疝痛及食积腹胀。

腹皮温,宽中须;消水肿,胸满痞。子槟榔,破滞气,杀诸虫,痰水利。

大腹皮辛微温,治胸腹痞胀、水肿。子为槟榔,治食积腹胀、泻痢水肿,杀寸白虫。

枳实猛,利胸膈;长破气,通痞塞。枳壳缓,腹胀择;宽肠胃,消气结。

枳实苦微寒,治胸痞闷痛、积滞泻痢。枳壳功同而作用较缓。

香附平,散郁结;胁腹痛,调经血。

香附辛微苦平,治腹痛胁胀、月经不调。

木香温,行肠胃;散滞气,泻痢煨。

木香辛苦温,善除肠胃滞气,治腹满胀痛泻痢。

沉香末,善降气;温胃肾,喘呕逆。

沉香辛苦温,治寒气喘逆呕呃、胸腹胀痛。

佛手温,宽胸闷;治痰嗽,脘胀轻。

佛手辛苦酸温,治胸闷胃胀、咳嗽呕吐。

乌药温,寒邪逆,疗尿频,顺诸气。

乌药辛温,治寒邪气逆之腹痛、喘急及尿频。

薤白温,辛通阳;痰浊结,胸痹尝。

薤白辛苦温,治胸痹气结、心肌绞痛。

荔核温,暖肝经;睾丸肿,疝瘕凭。

荔核甘温,治疝气及睾丸肿痛、胃脘疼痛。

金铃子,止热痛,治疝气;根杀虫。

金铃子苦寒,治热证疝痛腹痛。根皮有毒,专杀蛔虫。

柿蒂涩,疗呃逆。柿霜凉,燥咳医。

柿蒂涩平,治呃逆。其霜甘凉,治燥咳口疮。

十四、止血药

止血药,多入肝;防留瘀,辨证先。

止血药用于出血证,但须防留瘀之弊。

蒲黄粉,茜草根;炒止血,吐衄崩;经产瘀,生能行。

蒲黄甘平,茜根苦寒。二者生用行血消瘀,治心腹痛及产后腹痛;炒用止血,治吐衄崩漏。

三七温,止散兼;消肿痛,出血专。

三七微苦温,为止血散瘀要药,治吐衄及跌打肿痛。

花蕊石,性酸涩;疗金疮,止诸血。

花蕊石酸涩平,治吐衄而内有瘀滞及外伤出血瘀痛。

仙鹤草,诸血止,治脱力,劳伤愈。

仙鹤草苦凉,治身体各部出血和脱力劳伤。

白芨寒,性收敛;肺胃血,痈疡痉。

白芨苦涩微寒,治肺胃出血、痈肿疮疡,外敷治刀伤皲裂。

大小蓟,凉血热;吐溺血,尤须择。又大蓟,消痈捷。

大小蓟均甘凉,治血热之吐血、尿血。大蓟又治疮毒痈肿。

鲜茅根,止吐衄,清肺胃,利尿求。

鲜茅根甘寒,治热证吐衄、尿血及水肿热淋。

侧柏叶,能凉血;疗吐衄,止尿血。

侧柏叶苦涩微寒,为凉血止血要药,治吐衄崩中。

血余平,瘀血消;又止血,兼利尿。

血余炭苦平,治吐衄、血淋、崩漏,并消瘀利尿。

地榆沉,下焦凉;炒止血,生治烫。

地榆苦酸微寒,炒炭治便血、血痢,生用治水火烫伤。

槐角实,清大肠;痔痢血,肠风疮。花止血,力更强。

槐角苦寒,治痔疮、肠风下血。花止血力尤强。

百草霜,善止血,消食积,止痢泻。

百草霜辛温收涩,治吐衄及外伤出血、食积泻痢。

伏龙肝,止呕泻,吐便血,温中摄。

伏龙肝辛温,温中摄血,治虚寒吐衄、呕吐泄泻。

艾叶辛,能温经;安胎漏,灸料凭。

艾叶苦辛温,调经安胎,治虚寒性出血、崩漏、月经不调,又为温灸原料。

陈棕涩,须瘀尽,疗吐衄,医崩淋。

陈棕苦涩平,炒炭治吐衄崩淋、瘀滞已尽者。

十五、活血祛瘀药

活血药,能祛瘀;可止痛,伤科须。

活血祛瘀药治瘀血及癥瘕疼痛,伤科必用。

川芎温,辛散升;去头风,能通经。

川芎辛温,升散祛风,治头痛身痛、闭经难产。

红花温,经闭行,去瘀滞,止痛珍。番红花,寒能清。

红花辛温,治经闭腹痛、创伤瘀痛。番红花甘寒,功同红花,兼清血热。

泽兰温,闭经凭,兼行水,妇科珍。

泽兰苦辛微温,治经闭腹痛、产后水肿。

牛膝平,能通经,强腰膝,善下行。川消癥,怀补肾;土解毒,咽喉清。

牛膝苦酸平,善破血而下行。破血消癥瘕宜生川膝,强腰补肾宜熟怀膝,土牛膝善治白喉。

灵脂温,通血脉;儿枕痛,胸瘀血。

灵脂甘温,治心胸刺痛、胃痛、经闭及儿枕痛。

丹参寒,清血热;心腹痛,调经脉。

丹参苦微寒,治经闭癥瘕,为调经及产后要药。

鸡血藤,能舒筋,补血虚,可调经。

鸡血藤苦微甘温,治血虚经闭及风湿痹痛。

乳没伍,能定痛,散瘀血,外伤宗。

乳香辛温,偏活血;没药苦平,偏散血。均治跌扑损伤、心腹绞痛。外用能消肿生肌。

延胡温,止痛良;通经脉,跌仆伤。

延胡辛苦温,治心腹痛、月经痛,为止痛良药。

苏木咸,寄奴温;经产瘀,跌打疼。

苏木甘咸平,刘寄奴苦温,均治跌扑损伤、经产瘀痛。

自然铜,骨碎补;疗折伤,续筋骨。

自然铜辛平,骨碎补苦温,均治金疮骨折。

姜黄温,疗臂痛。根郁金,郁结通;腹胁胀,神志蒙。

姜黄辛苦温,治风痹臂痛。根为郁金,辛苦寒,治胁肋胀痛、黄疸、痰蒙神迷。

荆三棱,蓬莪术,破癥瘕,消积瘀。

三棱苦平,莪术苦辛温,治癥瘕积聚、经闭及食积。

桃仁平,破蓄血,消癥瘕,润肠结。

桃仁苦甘平,治经闭蓄血、跌打瘀痛及便秘。

瓦楞子,消痰结,胃脘痛,癥瘕择。

瓦楞子甘咸平,治胃脘疼痛、老痰癥结积聚。

蟅虫咸,水蛭接,虻虫毒,均破血;疗折伤,消癥结;干血痨,蓄血泻。

蟅虫咸寒,水蛭咸苦平,虻虫苦微寒,均有毒,善破血攻坚,治经闭癥瘕、跌打损伤。

益母草,妇科珍;经产疾,瘀血疼。茺蔚子,使目明。

益母草辛苦微寒,为妇科良药,治月经不调、产后血滞。子为茺蔚子,功同益母草,兼治肝热目赤生翳。

穿山甲,王不留;妇人服,乳自流;通经络,痈肿疏。

穿山甲咸微寒,王不留行苦平,均善通利行散,治经闭、乳汁不下及痈肿初起。

皂角刺,痈肿回;未成消,成脓溃。荚祛痰,开窍闭。

皂角辛温。皂刺性锐力利,治痈肿未溃。皂荚小毒,治痰壅咳逆及猝然昏迷之痰阻口噤。

十六、补益药

补气药,入肺脾;治气短,大便稀。

补气药多入肺脾经,治气短自汗、腹胀食少、大便溏泄,适用于肺脾气虚证。

人参温,补元气,益智神,生津液。党参类,则逊力。

人参甘苦微温,大补元气,治津伤口渴、虚喘自汗、血后极虚及猝然虚脱。党参甘平,太子参甘微苦温,功同人参,惟力较薄。

黄芪温,补气虚,固表汗,托脓疽。

黄芪甘微温,治气虚自汗、虚性水肿及痈疽溃久不敛。

山药平,止脾泻,滋肾精,肺喘歇。

山药甘平,治虚劳喘嗽、泄泻食少及消渴。

黄精腻,养脾肺;补诸虚,填精髓。

黄精甘平,滋腻补虚,治虚羸体弱、阴虚燥咳。

甘草平,和诸药;炙温中,生泻火。

甘草甘平,和百药、清咽喉,治疮疡肿毒。

大枣甘,补脾胃;和诸药,调营卫。

大枣甘温,补脾益气,与生姜同用善和营卫。

饴糖温,建中气;润肺咳,腹痛急。

饴糖甘微温,补中,治虚寒腹痛、肺虚咳嗽。

蜂蜜平,润燥邪,解药毒,导肠涩。

蜂蜜甘平,治肠燥便秘、虚劳干咳、缓急解毒。

扁豆温,补中阳;消暑湿,止泻良。皮与花,功亦昂。

扁豆甘微温,治脾湿泄泻。皮与花功同扁豆。

补阳药,主温肾;举阳痿,强骨筋。

补阳药以温肾阳为主,治阳痿滑精、腰膝软冷。

鹿茸温,壮元阳;生精髓,虚羸尝。代用品,角胶霜。

鹿茸甘咸温,治骨软畏寒、阳痿虚羸。鹿角、鹿胶、鹿角霜功同鹿茸,但效力较弱。

胎盘温,疗诸虚;补气血,肾精须。

胎盘甘咸温,治虚损劳极、骨蒸羸弱及喘嗽。

膃肭脐,助阳强;疗阳痿,狗肾襄。

膃肭脐咸热,治阳痿精冷。家犬阴茎和睾丸可代。

淫羊藿,巴戟温,阳起石,仙茅辛;冷宫暖,阳道兴;强筋骨,湿痹伸。

淫羊藿、巴戟天辛温,阳起石咸温,仙茅辛热,有毒,均治阳痿遗精、宫冷不孕、腰膝麻木。

肉苁蓉,锁阳温;润肠燥,补肾精。

肉苁蓉、锁阳甘温体润,治阳痿骨弱、腰冷便秘。

补骨脂,益智仁,固精尿,寒泻温。

补骨脂、益智仁辛温补肾,治阳痿遗精、遗尿泄泻。

蛤蚧咸,纳肾气;止劳嗽,定喘息。

蛤蚧咸平,小毒,益精纳气,治虚喘劳嗽。

冬虫草，益肺肾；疗痰血，止遗精。

冬虫草甘温，治劳嗽痰血、盗汗遗精、病后虚损。

胡桃甘，补肺肾；壮腰膝，气喘定。

胡桃甘温而润，治肺虚气喘、肾亏腰痛。

续断苦，杜仲温，桑寄生，壮骨筋，止崩漏，安胎凭；断能续，折伤寻。

续断苦温，杜仲甘温，寄生苦平，均治肾虚腰痛、崩漏滑胎。续断又能续筋骨、治折伤。

菟丝平，益脾肾；续绝伤，固溺精。

菟丝子辛甘平，治腰痛遗精、小便频数及滑胎。

狗脊温，强腰膝，风湿痹，外生肌。

狗脊苦甘温，治腰痛脊强、金创损伤。

蛇床子，补肾阳；外杀虫，洗阴痒。

蛇床子辛苦温，治阳痿不孕，外洗治阴部湿痒。

补血药，血虚须；面苍白，眩晕悸；入三经，心肝脾；性多腻，中满忌。

补血药治眩晕心悸、面色萎黄等血虚证，多入心肝脾三经。其性腻，中满便溏者慎用。

曰地黄，养兼清；鲜清热，凉血珍；干生地，专养阴；熟补血，滋阴精。

地黄甘苦寒，治消渴血痹。其中鲜地黄长于清热凉血，治吐衄发斑。生地长于养阴，治吐衄、劳热、血痹。熟地甘微温，长于滋阴补血，治血虚潮热、月经不调及消渴。

芍药寒，平肝经；白养血，敛营阴，止腹痛，泻痢斟；赤散血，痈肿凭。

芍药苦微寒，柔肝止痛治痢疾。白芍养血和营，赤芍活血消痈。

当归温，补血寻；润大便，善调经。

当归甘辛苦温，治月经不调、经闭经痛，为补血调经要药，又治下痢腹痛。

阿胶平，滋肺阴；治咯血，止漏崩。

阿胶甘平，治虚劳吐血咯血，并能安胎止崩漏。

龙眼平，益智神，补诸虚，气血生。

龙眼甘平,治失眠健忘、惊悸怔忡及诸虚体弱。

养阴药,多甘寒;增津液,虚火先;清肺胃,烦渴蠲,润肾燥,潮热痊。

养阴药多甘寒,能增液润燥,治虚热烦渴、潮热盗汗、咳血。多用于阴虚液亏证。

两沙参,润肺咳,养胃津,阴虚择;南祛痰,北除热。

沙参甘淡微寒,治口燥咳嗽、虚热肺痿。南沙参祛痰效佳,北沙参滋阴力强。

天麦冬,止咳痰,清虚热,疗渴烦。

二冬甘寒,麦冬入肺胃,天冬入肺肾,均治虚热燥咳、痰稠带血、津伤烦渴。

百合甘,肺燥润;咳血痰,宁心神。

百合甘微寒,治燥热咳嗽和神思恍惚之百合病。

玉竹寒,多汁甘;风热咳,燥渴干。

玉竹甘微寒,治燥热口渴、风温咳嗽。

洋参凉,益气津;燥咳愈,胃液增。

洋参苦甘凉,治虚喘燥咳、吐血及烦渴少气。

鲜石斛,养胃阴,燥渴呕,热伤津。

鲜石斛甘微寒,治虚热燥渴及胃阴不足之干呕。

女贞子,滋肝肾,乌须发,耳目明。

女贞子甘苦凉,治肾虚发白、目昏耳鸣。

旱莲草,滋肾阴;治白发,止血灵。

旱莲草甘酸寒,治须发早白,止吐溺崩漏。

龟版平,浮阳镇;骨痿弱,血热崩。胶尤补,益肾阴。

龟版咸甘平,治腰足痿弱、劳热虚风及崩漏。龟胶功同而滋补力强。

鳖甲咸,消结癥,疗虚热,除骨蒸。

鳖甲咸平,治癥瘕疟母、阴虚发热及胁痛。

十七、消导药

消导药,行宿食;脘腹闷,食不思,嗳酸腐,吐利施。

消导药能消食导滞,治宿食不消、脘闷不食、嗳腐呕吐、大便失常等症。

莱菔子,最顺气;定痰喘,消食积。

莱菔子辛甘平,治胃脘痞满、嗳腐吞酸及痰壅咳喘。

山楂温,善入血;消肉食,化瘀结。

山楂酸甘微温,治肉食积滞及产后儿枕痛。

谷麦芽,消化催;麦断乳,谷开胃。

谷芽甘平,麦芽咸平,均入脾胃助消化,治食少泻痢。且麦芽又能退乳,谷芽又能开胃。

神曲温,化水谷;止泻痢,胀满除。

神曲甘辛温,治饮食积滞、泄泻胀满。

内金平,能消食,止遗溺,化诸石。

鸡内金甘平,治饮食停积、小便频遗及各种结石。

十八、化痰止咳药

化寒痰,药多温;肺脾热,用宜慎。

温化寒痰药多温,适用于痰白清稀量多、体倦苔滑之寒痰湿痰。肺脾燥热者慎用。

半夏温,止呕逆;燥湿痰,消结痞。

半夏辛温,有毒,治痰涎寒呕、咳嗽胸闷。

南星烈,治风痰;口噤强,解痉挛。胆星凉,痰热煎。

南星苦辛温,有毒,治顽痰胸闷、风痰口喎及破伤风。胆星苦凉,治痰热惊搐,外敷治痈肿。

白附子,头面行;逐风痰,喎斜正。

白附子辛甘温,有毒,善治头面之风及风中经络。

旋覆温,止噫气,咳喘呕,痰壅逆。

旋覆花苦辛咸微温,治喘咳气逆、脘痞噫气。

白芥子,利痰结;胸胁满,上气咳。

白芥子辛温,治痰壅胸满咳嗽及痰注肢体经络。

白前温,能降气;肺壅实,痰咳须。

白前辛甘微温,治肺壅胸满、咳嗽多痰。

桔梗辛,疗咽痛,止嗽痰,排脓痈。

桔梗苦辛平,开肺气,治咳嗽咽痛及肺痈吐脓。

化热痰,药多寒;润肺燥,定咳烦。

清化热痰药多寒,适用于痰稠黄黏者。

贝母寒,止痰咳;川润肺,燥虚择;浙清热,散痈结。

贝母苦寒,止咳化痰。川贝润肺治燥咳,浙贝清火散结,治风热痰咳及瘰疬痈肿。

全瓜蒌,痰热咳;疗胸痹,散满结。仁通便,皮清热;根止渴,解毒邪。

瓜蒌甘寒,治胸痹结胸、咳嗽胸闷及乳痈初起。蒌仁宁嗽通便。蒌皮宽中化痰。根为花粉,甘酸微寒,治口渴燥咳及乳痈疮疖。

前胡寒,清肺热;痰黄稠,风热咳。

前胡苦辛微寒,降气,治发热咳嗽、痰稠喘满。

葶苈子,泻肺气;平咳喘,痰水利。

葶苈子辛苦大寒,治痰壅喘咳、胸腹积水。

大海甘,肺热折;咳音哑,通便结。

胖大海甘微寒,治痰热咳嗽声哑、热结便秘。

礞石平,坠顽痰;癫痫惊,喘逆安。

礞石甘咸平,专镇坠,治顽痰惊痫、咳嗽喘息。

荸荠甘,化热痰,伤津渴,目翳散。

荸荠甘微寒,治烦渴咳嗽、目赤生翳。

浮海石,痰血清,消瘰疬,治砂淋。

浮海石咸平,治痰热咳嗽带血及瘰疬、砂淋。

昆布寒,海藻咸;瘰疬消,瘿瘤蠲。

昆布、海藻咸寒,均消痰结、散瘿瘤。

止咳喘,药降气;分虚实,寒热异。

止咳平喘药多能下气,治咳嗽喘息。喘咳症状多端、寒热各异,必须辨证选用。

曰杏仁,定喘息,润肠燥,止咳逆;苦性温,实证宜;甜性平,虚咳须。

杏仁止咳定喘,润肠通便。苦杏仁苦温,小毒,治实证喘咳;甜杏仁甘平,宜于虚咳。

紫菀辛,冬花温;下肺气,咳喘定。

紫菀、冬花辛温,为止咳要药,治寒咳喘逆。

百部温,杀诸虫,疥癣疬,久咳宗。

百部甘苦微温,润肺止咳,治肺痨、杀诸虫。

马兜铃,清肺咳;天仙藤,顺气捷;青木香,胃痛择。

马兜铃苦辛微寒,治肺热咳喘。藤为天仙藤,治孕妇肿胀。根为青木香,治胃脘疼痛。

枇杷叶,肺胃泄;止痰咳,渴呕哕。

枇杷叶苦平,治肺热咳嗽、胃热呕哕及口渴。

十九、收涩药

收涩药,可固脱;止泻汗,精溺缩。

收涩药收敛固脱,能敛汗止泻、固精止带及止血止嗽。

山萸温,益肝肾;涩精汗,治漏崩。

山萸肉酸微温,治阳痿遗精、尿频及月经不止。

海蛸咸,止血崩,治胃酸,固带精。

海螵蛸咸微温,治胃痛吞酸、血崩带下。

覆盆子,桑螵蛸,金樱子,芡实疗:淋浊带,遗精尿。

覆盆子甘酸微温,桑螵蛸甘咸平,金樱子酸平,芡实甘涩平,均治遗精遗尿、白带淋浊。

赤石脂,禹余粮;止崩带,固大肠。

赤石脂甘涩酸温,禹余粮甘涩平,均治久泻久痢、崩漏带下及遗精滑泄。

五味酸,虚喘宁,止久泻,敛汗津。

五味子酸温,治虚咳气喘、口渴多汗及久泻久痢。

白果平,入肺经;止带浊,痰喘定。

白果苦甘平,小毒,治喘嗽多痰、带下赤白。

诃子酸,敛肺肠;咳泻久,初勿尝。

诃子苦酸平,治久泻久痢、久咳失音。

乌梅酸,生津液;治蛔厥,久泻痢。

乌梅酸平,治蛔厥呕吐腹痛、久咳久痢及消渴。

罂粟壳,专收涩;久痢泻,诸痛择。

罂粟壳酸涩平,治心腹诸痛及久咳久泻久痢。

浮麦凉,劳热蒸,虚汗止;麦养心。

浮麦甘咸凉,治自汗盗汗、劳热骨蒸。小麦治妇人悲伤欲哭之脏躁。

生明矾,祛痰涎,解诸毒,久泻痉。枯外用,极收敛。

明矾酸寒,治久泻崩漏,风痰癫痫,又解诸毒;外用煅成枯矾,治聤耳、癣疮及白带。

二十、驱虫药

驱虫药,治虫积;腹胀痛,呕涎稀,嗜异物,或善饥,诸窍痒,黄瘦体。

驱虫药能驱杀肠道各种寄生虫。患虫者,每见腹痛呕涎,少食或善饥,喜食异物,诸窍发痒,面黄肌瘦,唇面见虫斑。

使君温,鹤虱辛,芜荑苦,榧子平,雷丸寒,诸虫清;兼消疳,化积凭。

使君子、芜荑苦温,鹤虱苦辛平,雷丸苦寒,小毒,榧子甘涩平,诸药均能杀虫消疳化积。

贯众寒,清邪热,杀诸虫,又止血。

贯众苦寒,有毒,杀钩虫、蛲虫,治痄腮肿痛及血热崩漏。

石榴皮,性酸涩;泻痢久,虫能灭。

石榴皮酸涩温,有毒,杀寸白虫、蛔虫,止久泻。

大蒜温,杀虫菌;敷肿毒,痢疾珍。

大蒜辛温,治痢,杀诸虫,解诸毒,外敷消肿。

二十一、外用药

外用药,洗敷涂,排脓腐,消肿毒,敛疮疡,生肌求;毒性强,遵法度。

外用药有收敛止血、排脓消肿、化腐生肌之功。大多毒性强烈,用时应遵照一定法度,严格控制剂量,特别是内服时应以保证用药安全为度。

硫黄温,杀疥虫,补命火,冷秘通。

硫黄酸温,有毒。内服治脏寒冷秘,外用治疥癣痈疽。

雄黄温,治蛇咬,解疮毒,杀虫效。

雄黄辛温,有毒。内服杀虫、治蛇咬伤;外治恶疮毒痈。

蚤休寒,能清热;疗疮痈,蛇毒泄。

蚤休苦微寒,有毒。内服清热消痈,外解蛇毒。

砒大毒,铅丹寒;能截疟,可劫痰;外去腐,疮疡验。

砒石辛酸大热,有大毒;铅辛微寒,有毒。均内服劫痰平喘截疟;外用治痈疽、瘰疬、痔疮。

水银寒,轻粉升;治恶疮,下泻行。

水银、轻粉辛寒,有毒。内泻二便,外治疥癣、杨梅疮。

樟脑热,性开窍;辟秽浊,肿痛消。

樟脑辛热,有毒。内治中恶及热病神昏,外治疮癣及跌打瘀痛。

蟾酥温,开窍通;疗痈肿,止疼痛。

蟾酥甘辛温,有毒。治中恶昏迷及痈疽疮肿。

硼砂凉,清痰热;口咽肿,目翳撤。

硼砂咸凉,内治咳痰咽肿,外治咽烂及目赤生翳。

炉甘石,去目翳,敛湿疮,能生肌。

炉甘石甘平,治目赤生翳、疮疡久不收口。

儿茶涩,血竭平;疮疡敛,跌打损。

儿茶苦涩平,血竭甘咸平,均治跌打损伤、疮疡溃烂。

木鳖毒,消结肿,通经络,拘挛痛。

番木鳖苦寒,大毒,治风入经络拘挛疼痛及跌打瘀滞肿痛。

第十卷

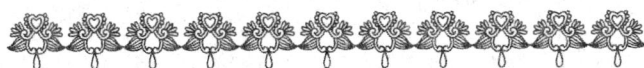

附　方

（1）桂枝汤（《伤寒论》）桂枝、芍药、甘草、生姜、大枣

（2）桂枝加厚朴杏子汤（《伤寒论》）桂枝、芍药、甘草、生姜、大枣、厚朴、杏仁

（3）桂枝加桂汤（《伤寒论》）即桂枝汤中加重桂枝剂量

（4）小建中汤（《伤寒论》）桂枝、芍药、甘草、生姜、大枣、饴糖

（5）桂枝去芍药加蜀漆牡蛎龙骨救逆汤（《伤寒论》）桂枝、甘草、生姜、大枣、蜀漆、牡蛎、龙骨

（6）麻黄汤（《伤寒论》）麻黄、桂枝、杏仁、甘草

（7）大青龙汤（《伤寒论》）麻黄、桂枝、甘草、杏仁、石膏、生姜、大枣

（8）小青龙汤（《伤寒论》）麻黄、桂枝、甘草、芍药、干姜、细辛、五味子、半夏

（9）葛根汤（《伤寒论》）葛根、麻黄、桂枝、芍药、甘草、生姜、大枣

（10）桂枝麻黄各半汤（《伤寒论》）桂枝、芍药、甘草、生姜、大枣、麻黄、杏仁

（11）桂枝二麻黄一汤（《伤寒论》）药与桂枝麻黄各半汤同,惟麻黄、杏仁的剂量相对减轻

（12）五苓散（《伤寒论》）茯苓、猪苓、泽泻、白术、桂枝

（13）抵当汤（《伤寒论》）水蛭、虻虫、桃仁、大黄

（14）抵当丸（《伤寒论》）药与抵当汤同,惟水蛭、虻虫的剂量相对减轻

（15）桃核承气汤（《伤寒论》）桃仁、桂枝、甘草、大黄、芒硝

（16）小陷胸汤（《伤寒论》）黄连、半夏、瓜蒌实

（17）大陷胸汤（《伤寒论》）大黄、芒硝、甘遂

（18）大陷胸丸（《伤寒论》）大黄、芒硝、甘遂、葶苈子、杏仁

（19）三物小白散（《伤寒论》）桔梗、巴豆、贝母

（20）大黄黄连泻心汤（《伤寒论》）大黄、黄连

（21）附子泻心汤（《伤寒论》）附子、大黄、黄连、黄芩

（22）半夏泻心汤（《伤寒论》）半夏、黄连、黄芩、干姜、甘草、人参、大枣

（23）生姜泻心汤（《伤寒论》）生姜、黄连、黄芩、干姜、甘草、人参、大枣、半夏

（24）甘草泻心汤（《伤寒论》）甘草、黄连、黄芩、干姜、大枣、半夏、人参

（25）旋覆代赭汤（《伤寒论》）旋覆花、代赭石、人参、半夏、甘草、生姜、大枣

（26）瓜蒂散（《伤寒论》）瓜蒂、赤小豆

（27）麻杏石甘汤（《伤寒论》）麻黄、杏仁、甘草、石膏

（28）黄连汤（《伤寒论》）黄连、甘草、干姜、桂枝、人参、半夏、大枣

（29）葛根黄芩黄连汤（《伤寒论》）葛根、黄芩、黄连、甘草

（30）十枣汤（《伤寒论》）大枣、芫花、甘遂、大戟

（31）真武汤（《伤寒论》）茯苓、芍药、生姜、白术、附子

（32）苓桂术甘汤（《伤寒论》）茯苓、桂枝、白术、甘草

（33）桂枝附子汤（《伤寒论》）桂枝、附子、甘草、生姜、大枣

（34）桂枝附子去桂加术汤（《伤寒论》）甘草、附子、生姜、大枣、白术

（35）甘草附子汤（《伤寒论》）甘草、附子、白术、桂枝

（36）炙甘草汤（《伤寒论》）甘草、生姜、桂枝、人参、生地、阿胶、麦冬、麻仁、大枣

（37）白虎汤（《伤寒论》）知母、石膏、甘草、粳米

（38）白虎加人参汤（《伤寒论》）知母、石膏、甘草、粳米、人参

（39）调胃承气汤（《伤寒论》）大黄、芒硝、甘草

（40）小承气汤（《伤寒论》）大黄、厚朴、枳实

（41）大承气汤（《伤寒论》）大黄、芒硝、厚朴、枳实

（42）麻子仁丸（《伤寒论》）麻仁、杏仁、芍药、大黄、厚朴、枳实

（43）栀子豉汤（《伤寒论》）栀子、香豉

（44）茵陈蒿汤（《伤寒论》）茵陈蒿、大黄、栀子

（45）栀子柏皮汤（《伤寒论》）栀子、黄柏、甘草

（46）麻黄连翘赤小豆汤（《伤寒论》）麻黄、连翘、赤小豆、杏仁、甘草、生梓白皮、生姜、大枣

（47）茵陈术附汤（《医学心悟》）茵陈蒿、白术、附子、干姜、甘草

（48）猪苓汤（《伤寒论》）猪苓、茯苓、泽泻、阿胶、滑石

（49）小柴胡汤（《伤寒论》）柴胡、黄芩、人参、甘草、半夏、生姜、大枣

（50）大柴胡汤（《伤寒论》）柴胡、黄芩、半夏、生姜、大枣、芍药、枳实、大黄

（51）柴胡桂枝干姜汤（《伤寒论》）柴胡、桂枝、干姜、瓜蒌根、黄芩、牡蛎、甘草

（52）柴胡桂枝汤（《伤寒论》）柴胡、桂枝、黄芩、半夏、人参、芍药、甘草、生姜、大枣

（53）黄芩汤（《伤寒论》）黄芩、芍药、甘草

（54）四逆汤（《伤寒论》）附子、干姜、甘草

（55）理中汤（丸）（《伤寒论》）人参、干姜、甘草、白术

（56）燃照汤（《霍乱论》）栀子、香豉、滑石、黄芩、省头草、厚朴、半夏、白蔻仁

（57）玉枢丹（《片玉心书》）山慈姑、续随子、大戟、麝香、腰黄、朱砂、五倍子

（58）白通汤（《伤寒论》）附子、干姜、葱白

（59）附子汤（《伤寒论》）附子、茯苓、人参、白术、芍药

（60）吴茱萸汤（《伤寒论》）吴茱萸、人参、生姜、大枣

（61）桃花汤（《伤寒论》）赤石脂、干姜、粳米

（62）麻黄附子细辛汤（《伤寒论》）麻黄、附子、细辛

（63）麻黄附子甘草汤（《伤寒论》）麻黄、附子、甘草

（64）黄连阿胶汤（《伤寒论》）黄连、阿胶、黄芩、芍药、鸡子黄

（65）猪肤汤（《伤寒论》）猪肤、白蜜、白粉

（66）甘草汤（《伤寒论》）甘草

（67）桔梗汤（《伤寒论》）桔梗、甘草

（68）半夏散及汤（《伤寒论》）半夏、桂枝、甘草

（69）苦酒汤（《伤寒论》）半夏、鸡蛋、苦酒

（70）当归四逆汤（《伤寒论》）当归、桂枝、芍药、细辛、甘草、通草、大枣

（71）乌梅丸（《伤寒论》）乌梅、细辛、干姜、黄连、附子、当归、蜀椒、桂枝、人参、黄柏

(72) 茯苓甘草汤（《伤寒论》）茯苓、甘草、桂枝、生姜

(73) 白头翁汤（《伤寒论》）白头翁、黄柏、黄连、秦皮

(74) 枳实栀子豉汤（《伤寒论》）枳实、栀子、香豉

(75) 竹叶石膏汤（《伤寒论》）竹叶、石膏、麦冬、人参、甘草、粳米、半夏

(76) 银翘散（《温病条辨》）银花、连翘、桔梗、薄荷、竹叶、甘草、荆芥、豆豉、苇根、牛蒡子

(77) 桑菊饮（《温病条辨》）桑叶、菊花、桔梗、连翘、杏仁、甘草、薄荷、苇根

(78) 小陷胸加枳实汤（《温病条辨》）黄连、半夏、瓜蒌、枳实

(79) 宣白承气汤（《温病条辨》）生石膏、生大黄、瓜蒌皮、杏仁

(80) 凉膈散（《局方》）大黄、芒硝、甘草、栀子、薄荷、黄芩、连翘、竹叶

(81) 清营汤（《温病条辨》）犀角、生地、玄参、竹叶心、麦冬、丹参、黄连、银花、连翘

(82) 银翘散去荆芥豆豉加生地丹皮大青叶玄参方（《温病条辨》）银花、连翘、桔梗、薄荷、竹叶、甘草、生地、大青叶、牡丹皮、玄参

(83) 清宫汤（《温病条辨》）玄参心、莲子心、竹叶卷心、连翘心、犀角、连心麦冬

(84) 安宫牛黄丸（《温病条辨》）牛黄、郁金、犀角、黄连、朱砂、梅片、麝香、珍珠、栀子、雄黄、黄芩

(85) 紫雪丹（《温病条辨》）滑石、石膏、寒水石、磁石、羚角、木香、犀角、沉香、丁香、升麻、玄参、甘草、朴硝、硝石、朱砂、麝香

(86) 至宝丹（《温病条辨》）犀角、朱砂、琥珀、玳瑁、牛黄、麝香、安息香

(87) 牛黄承气汤（《温病条辨》)即安宫牛黄丸加生大黄

(88) 羚角钩藤汤（《通俗伤寒论》）羚角、桑叶、川贝、鲜地黄、钩藤、菊花、茯神、芍药、甘草、竹茹

(89) 加减复脉汤（《温病条辨》）甘草、生地、白芍、麦冬、阿胶、麻仁

(90) 一甲复脉汤（《温病条辨》）甘草、生地、白芍、麦冬、阿胶、牡蛎

(91) 二甲复脉汤（《温病条辨》）甘草、生地、白芍、麦冬、阿胶、麻仁、牡

蛎、鳖甲

（92）三甲复脉汤（《温病条辨》）甘草、生地、白芍、麦冬、阿胶、麻仁、牡蛎、鳖甲、龟版

（93）大定风珠（《温病条辨》）甘草、生地、白芍、麦冬、阿胶、麻仁、牡蛎、鳖甲、龟版、五味子、鸡子黄

（94）青蒿鳖甲汤（《温病条辨》）青蒿、鳖甲、生地、知母、牡丹皮

（95）葱豉桔梗汤（《通俗伤寒论》）葱白、豆豉、桔梗、薄荷、栀子、连翘、甘草、竹叶

（96）增液承气汤（《温病条辨》）玄参、麦冬、生地、大黄、芒硝

（97）新加黄龙汤（《温病条辨》）玄参、麦冬、生地、大黄、芒硝、甘草、人参、当归、海参、姜汁

（98）犀角地黄汤（《温病条辨》）生地、犀角、白芍、牡丹皮

（99）加减玉女煎（《温病条辨》）石膏、知母、玄参、生地、麦冬

（100）化斑汤（《温病条辨》）石膏、知母、甘草、玄参、犀角、粳米

（101）桃仁承气汤（《温病条辨》）桃仁、大黄、芒硝、当归、芍药、牡丹皮

（102）王氏清暑益气汤（《温热经纬》）西洋参、石斛、麦冬、黄连、竹叶、荷梗、知母、甘草、粳米、西瓜翠衣

（103）生脉散（《温病条辨》）人参、麦冬、五味子

（104）连梅汤（《温病条辨》）黄连、乌梅、麦冬、生地、阿胶

（105）神犀丹（《温热经纬》）犀角、石菖蒲、黄芩、生地、银花、粪清、连翘、板蓝根、香豉、玄参、花粉、紫草

（106）白虎加苍术汤（《证治准绳》）石膏、知母、甘草、粳米、苍术

（107）三石汤（《温病条辨》）滑石、石膏、寒水石、杏仁、竹茹、银花、金汁、通草

（108）新加香薷饮（《温病条辨》）香薷、扁豆、厚朴、银花、连翘

（109）黄连香薷饮（《类证活人书》）黄连、香薷、厚朴、扁豆

（110）雷氏清宣金脏法（《时病论》）牛蒡子、川贝、马兜铃、杏仁、蒌皮、

桔梗、桑叶、枇杷叶

（111）清络饮（《温病条辨》）鲜荷叶、鲜银花、鲜扁豆花、鲜竹叶心、西瓜翠衣、丝瓜皮

（112）雷氏芳香化浊法（《时病论》）藿香、佩兰、陈皮、半夏、大腹皮、厚朴、鲜荷叶

（113）藿朴夏苓汤（《感证辑要》）藿香、厚朴、半夏、赤茯苓、杏仁、薏苡仁、蔻仁、猪苓、泽泻、豆豉

（114）三仁汤（《温病条辨》）杏仁、白蔻仁、薏苡仁、滑石、厚朴、竹叶、半夏、通草

（115）加减正气散（《温病条辨》）

一加减正气散　藿梗、厚朴、杏仁、茯苓皮、陈皮、神曲、麦芽、茵陈、大腹皮

二加减正气散　藿梗、陈皮、厚朴、茯苓皮、木防己、大豆卷、通草、薏苡仁

三加减正气散　藿香、厚朴、陈皮、茯苓皮、杏仁、滑石

四加减正气散　藿梗、厚朴、陈皮、茯苓、草果、山楂、神曲

五加减正气散　藿梗、厚朴、陈皮、茯苓、大腹皮、谷芽、苍术

（116）雷氏宣透膜原法（《时病论》）厚朴、槟榔、草果、黄芩、甘草、藿香、半夏、生姜

（117）黄连温胆汤（《六因条辨》）黄连、半夏、陈皮、茯苓、甘草、生姜、竹茹、枳实

（118）王氏连朴饮（《霍乱论》）黄连、半夏、石菖蒲、厚朴、豆豉、栀子、芦根

（119）杏仁滑石汤（《温病条辨》）杏仁、滑石、黄芩、橘红、黄连、郁金、通草、厚朴、半夏

（120）黄芩滑石汤（《温病条辨》）黄芩、滑石、茯苓皮、大腹皮、白蔻仁、通草、猪苓

（121）甘露消毒丹（《温热经纬》）滑石、茵陈、黄芩、石菖蒲、川贝、木通、藿香、射干、连翘、薄荷、蔻仁、神曲

（122）薏苡竹叶散（《温病条辨》）薏苡仁、竹叶、滑石、白蔻仁、连翘、

茯苓、通草

（123）菖蒲郁金汤（《温病全书》）鲜石菖蒲、郁金、栀子、连翘、菊花、滑石、竹叶、牡丹皮、牛蒡子、竹沥、姜汁、玉枢丹末

（124）苏合香丸（《外台秘要》）苏合香、熏陆香、安息香、青木香、檀香、沉香、丁香、麝香、香附、龙脑、犀角、荜拨、白术、朱砂、诃子皮

（125）茯苓皮汤（《温病条辨》）茯苓皮、薏苡仁、猪苓、大腹皮、通草、竹叶

（126）宣清导浊汤（《温病条辨》）猪苓、茯苓、寒水石、蚕砂、皂荚子

（127）枳实导滞丸（《内外伤辨惑论》）大黄、枳实、黄芩、黄连、白术、茯苓、神曲、泽泻

（128）独参汤（《十药神书》）人参

（129）黄土汤（《金匮要略》）甘草、生地、白术、附子、阿胶、黄芩、灶中黄土

（130）蒿芩清胆汤（《通俗伤寒论》）青蒿、竹茹、半夏、赤茯苓、黄芩、枳壳、陈皮、碧玉散

（131）枳实导滞汤（《通俗伤寒论》）枳实、大黄、山楂、槟榔、厚朴、黄连、神曲、连翘、紫草、木通、甘草

（132）导赤承气汤（《温病条辨》）大黄、芒硝、赤芍、生地、黄连、黄柏

（133）导赤清心汤（《通俗伤寒论》）生地、木通、竹叶、朱茯神、麦冬、莲芯、牡丹皮、辰砂染灯芯、益元散

（134）犀地清络饮（《通俗伤寒论》）犀角、生地、赤芍、牡丹皮、连翘、竹沥桃仁、生姜

（135）桑杏汤（《温病条辨》）桑叶、杏仁、沙参、大贝、香豉、栀皮、梨皮

（136）杏苏散（《温病条辨》）杏仁、苏叶、半夏、陈皮、甘草、前胡、枳壳、茯苓、桔梗、生姜、大枣

（137）翘荷汤（《温病条辨》）连翘、薄荷、甘草、栀子、桔梗、绿豆皮

（138）清燥救肺汤（《医门法律》）石膏、桑叶、甘草、人参、胡麻仁、阿胶、麦冬、杏仁、枇杷叶

（139）沙参麦冬汤（《温病条辨》）沙参、麦冬、扁豆、桑叶、玉竹、甘草、花粉

（140）五汁饮（《温病条辨》）梨汁、荸荠汁、鲜苇根汁、麦冬汁、藕汁

（141）五仁橘皮汤（《通俗伤寒论》）杏仁、松子仁、郁李仁、桃仁、柏子仁、橘皮

（142）阿胶黄芩汤（《通俗伤寒论》）阿胶、黄芩、杏仁、桑皮、白芍、甘草、车前草、甘蔗、糯米

（143）普济消毒饮（《东垣十书》）黄芩、黄连、牛蒡子、玄参、甘草、桔梗、板蓝根、升麻、柴胡、马勃、连翘、陈皮、僵蚕、薄荷

（144）水仙膏（《温病条辨》）水仙花根

（145）三黄二香散（《温病条辨》）黄连、黄柏、大黄、乳香、没药

（146）清咽汤（《疫喉浅论》）荆芥、防风、桔梗、杏仁、甘草、枳壳、浮萍、前胡、牛蒡子、僵蚕、薄荷、橄榄

（147）清咽栀豉汤（《疫喉浅论》）栀子、豆豉、银花、薄荷、牛蒡子、甘草、蝉衣、僵蚕、犀角、连翘、桔梗、马勃

（148）玉钥匙（《证治准绳》）焰硝、硼砂、冰片、僵蚕

（149）余氏清心凉膈散（《温热经纬》）连翘、黄芩、栀子、薄荷、石膏、桔梗、甘草

（150）锡类散（《金匮翼》）象牙、珍珠、青黛、冰片、壁钱、牛黄、指甲

（151）凉营清气汤（丁甘仁方）犀角、生地、牡丹皮、赤芍、石膏、甘草、玄参、竹叶、栀子、连翘、黄连、薄荷、鲜石斛、芦根、茅根、金汁

（152）清咽养营汤（《疫喉浅论》）西洋参、生地、茯神、麦冬、白芍、花粉、天冬、玄参、知母、甘草

（153）黄连解毒汤（《外台秘要》）黄芩、黄连、黄柏、栀子

（154）五味消毒饮（《医宗金鉴》）银花、野菊花、蒲公英、紫花地丁、紫背天葵

（155）养阴清肺汤（《重楼玉钥》）生地、玄参、麦冬、薄荷、白芍、牡丹皮、甘草、贝母

（156）增液汤（《温病条辨》）玄参、麦冬、生地

（157）参附汤（《世医得效方》）人参、附子

（158）达原饮（《温疫论》）槟榔、厚朴、草果、知母、芍药、黄芩、甘草

（159）清瘟败毒饮（《疫疹一得》）石膏、鲜地黄、犀角、黄连、黄芩、栀子、知母、赤芍、玄参、牡丹皮、甘草、连翘、桔梗、竹叶

（160）十全苦寒救补汤（《广温热论》）石膏、知母、黄芩、黄连、黄柏、大黄、芒硝、厚朴、枳实、犀角

（161）葱豉汤（《肘后方》）葱白、豆豉

（162）荆防败毒散（《证治准绳》）荆芥、防风、羌活、独活、柴胡、前胡、川芎、枳壳、人参、茯苓、甘草、桔梗

（163）羌活胜湿汤（《和剂局方》）羌活、独活、川芎、蔓荆子、甘草、防风、藁本

（164）参苏饮（《元戎》）人参、苏叶、半夏、陈皮、茯苓、甘草、葛根、枳壳、桔梗、木香、前胡

（165）金沸草散（《南阳活人书》）金沸草、前胡、细辛、半夏、荆芥、甘草、茯苓、生姜、大枣

（166）二陈汤（《和剂局方》）半夏、陈皮、茯苓、甘草

（167）泻白散（《小儿药证直诀》）桑皮、地骨皮、甘草、粳米

（168）黛蛤散（《医宗金鉴》）青黛、蛤壳

（169）百合固金汤（《医方集解》）生地、熟地、麦冬、百合、白芍、当归、贝母、甘草、玄参、桔梗

（170）紫菀汤（王海藏方）紫菀、知母、贝母、人参、茯苓、五味子、阿胶、甘草、桔梗

（171）三子养亲汤（《韩氏医通》）苏子、白芥子、莱菔子

（172）肾气丸（《金匮要略》）地黄、山萸肉、山药、牡丹皮、茯苓、泽泻、肉桂、附子

（173）射干麻黄汤（《金匮要略》）射干、麻黄、生姜、细辛、紫菀、冬花、五味子、半夏、大枣

（174）冷哮丸（《张氏医通》）麻黄、杏仁、甘草、细辛、胆星、半夏、川乌、川椒、白矾、牙皂、紫菀、冬花、神曲、生姜

（175）越婢加半夏汤（《金匮要略》）麻黄、石膏、甘草、生姜、大枣、半夏

（176）定喘汤（《证治准绳》）白果、麻黄、桑皮、冬花、半夏、苏子、杏仁、黄芩、甘草

（177）六君子汤（《和剂局方》）人参、白术、茯苓、甘草、半夏、陈皮

（178）甘遂半夏汤（《金匮要略》）甘遂、半夏、芍药、甘草、蜜

（179）控涎丹（《三因方》）甘遂、大戟、白芥子

（180）葶苈大枣泻肺汤（《金匮要略》）葶苈子、大枣

（181）补肺汤（《永类钤方》）人参、黄芪、熟地、五味子、紫菀、桑皮

（182）参苓白术散（《和剂局方》）人参、茯苓、白术、桔梗、山药、甘草、扁豆、莲肉、砂仁、薏苡仁

（183）归脾汤（《济生方》）人参、黄芪、白术、茯神、甘草、当归、龙眼肉、枣仁、远志、木香、生姜、大枣

（184）四物汤（《和剂局方》）熟地、当归、白芍、川芎

（185）右归丸（《景岳全书》）熟地、山药、山萸肉、杜仲、当归、枸杞、菟丝子、附子、肉桂、鹿胶

（186）龟鹿二仙膏（《证治准绳》）鹿角、龟版、枸杞、人参

（187）拯阳理劳汤（《医宗必读》）人参、黄芪、白术、甘草、陈皮、肉桂、当归、五味子

（188）拯阴理劳汤（《医宗必读》）人参、麦冬、五味子、当归、白芍、生地、牡丹皮、薏苡仁、莲子、橘红、甘草

（189）天王补心丹（《世医得效方》）枣仁、柏子仁、麦冬、天冬、人参、玄参、丹参、生地、当归、桔梗、茯苓、远志、五味子

（190）叶氏养胃方（《临证指南》）麦冬、沙参、扁玉竹、甘草、桑叶

（191）补肝汤（《医宗金鉴》）当归、白芍、川芎、熟地、枣仁、木瓜、麦冬、甘草

（192）河车大造丸（《医方集解》）紫河车、党参、熟地、杜仲、天冬、麦冬、龟版、黄柏、茯苓、牛膝

（193）薯蓣丸（《金匮要略》）山药、当归、桂枝、神曲、生地、大豆卷、甘草、人参、川芎、芍药、白术、麦冬、杏仁、柴胡、桔梗、茯苓、阿胶、干姜、白蔹、防风、大枣

（194）黄芪建中汤（《金匮要略》）黄芪、桂枝、芍药、甘草、生姜、大枣、饴糖

（195）大黄䗪虫丸（《金匮要略》）大黄、䗪虫、蛴螬、水蛭、虻虫、桃仁、干漆、黄芩、甘草、杏仁、生地、赤芍

（196）月华丸（《医学心悟》）天冬、麦冬、生地、熟地、山药、百部、沙参、川贝、茯苓、阿胶、三七、獭肝、菊花、桑叶

（197）秦艽鳖甲散（《卫生宝鉴》）秦艽、鳖甲、柴胡、当归、地骨皮、青蒿、知母、乌梅

（198）清咽宁肺汤（《统旨方》）桔梗、前胡、桑皮、贝母、甘草、知母、黄芩、栀子

（199）麦门冬汤（《金匮要略》）麦冬、半夏、人参、甘草、大枣、粳米

（200）甘草干姜汤（《金匮要略》）甘草、干姜

（201）苇茎汤（《千金方》）苇茎、薏苡仁、桃仁、瓜瓣

（202）桔梗杏仁煎（《景岳全书》）桔梗、杏仁、甘草、银花、贝母、枳壳、红藤、连翘、百合、夏枯草、麦冬、阿胶

（203）济生桔梗汤（《济生方》）桑皮、桔梗、贝母、当归、瓜蒌仁、黄芪、枳壳、甘草节、防己、百合、薏苡仁、五味子、地骨皮、知母、杏仁、葶苈子

（204）泻心汤（《金匮要略》）大黄、黄芩、黄连

（205）十灰散（《十药神书》）大蓟、小蓟、侧柏叶、荷叶、茜草根、茅根、栀子、大黄、牡丹皮、棕榈皮

（206）丹栀逍遥散（《薛氏医案》）当归、白芍、白术、柴胡、茯苓、甘草、生姜、薄荷、栀子、牡丹皮

（207）茜根散（《景岳全书》）茜草、黄芩、阿胶、侧柏叶、生地、甘草

（208）滋阴降火汤（《沈氏尊生书》）白芍、当归、熟地、白术、天冬、麦冬、生地、陈皮、知母、黄柏、甘草、生姜、大枣

（209）玉女煎（《景岳全书》）石膏、熟地、麦冬、知母、牛膝

（210）龙胆泻肝汤（《兰室秘藏》）龙胆草、黄芩、栀子、木通、车前子、当归、生地、柴胡、甘草、泽泻

（211）加味清胃散（《脾胃论》）犀角、生地、牡丹皮、连翘、黄连、当归、甘草

（212）滋水清肝饮（《医宗己任篇》）生地、萸肉、山药、牡丹皮、泽泻、茯苓、当归、白芍、柴胡、栀子、大枣

（213）赤小豆当归散（《金匮要略》）赤小豆、当归

（214）地榆散（验方）地榆、茜根、黄芩、黄连、栀子、茯苓

（215）槐角丸（《血证论》）槐角、地榆、黄芩、黄连、生地、当归、川芎、荆芥、防风、枳壳、乌梅、侧柏叶、生姜、黄柏

（216）槐花散（《本事方》）槐花、侧柏叶、枳壳、荆芥炭

（217）大补阴丸（《丹溪心法》）知母、黄柏、熟地、龟版、猪脊髓

（218）小蓟饮子（《济生方》）小蓟、蒲黄、藕节、滑石、木通、生地、当归、甘草、栀子、竹叶

（219）导赤散（《小儿药证直诀》）生地、木通、竹叶、甘草梢

（220）补中益气汤（《脾胃论》）党参、黄芪、白术、陈皮、当归、甘草、升麻、柴胡

（221）无比山药丸（《千金方》）山药、苁蓉、熟地、山萸肉、茯神、菟丝子、五味子、赤石脂、巴戟天、杜仲、泽泻、牛膝

（222）川芎茶调散（《和剂局方》）川芎、薄荷、羌活、甘草、白芷、细辛、防风、荆芥、茶

（223）天麻钩藤饮（《杂病证治新义》）天麻、钩藤、石决明、栀子、黄芩、川牛膝、杜仲、益母草、桑寄生、夜交藤、朱茯神

（224）加味四物汤（《金匮翼》）生地、当归、白芍、川芎、黄芩、菊花、甘草、蔓荆子

（225）顺气和中汤（《证治准绳》）黄芪、人参、白术、白芍、当归、陈皮、甘草、柴胡、升麻、蔓荆子、川芎、细辛

（226）大补元煎（《景岳全书》）熟地、山萸肉、山药、杜仲、当归、枸杞、甘草、人参

（227）瓜蒌薤白白酒汤（《金匮要略》）瓜蒌仁、薤白、白酒

（228）瓜蒌薤白半夏汤（《金匮要略》）瓜蒌仁、薤白、半夏、白酒

（229）旋覆花汤（《金匮要略》）旋覆花、葱、新绛

（230）逍遥散（《和剂局方》）当归、白芍、柴胡、茯苓、白术、甘草、薄荷、生姜

（231）复元活血汤（《医学发明》）柴胡、瓜蒌仁、当归、红花、甘草、大黄、桃仁、山甲

（232）一贯煎（《柳州医话》）沙参、麦冬、当归、生地、枸杞、川楝子

（233）柴胡疏肝散（《景岳全书》）柴胡、陈皮、川芎、赤芍、枳壳、香附、甘草

（234）化肝煎（《景岳全书》）青皮、陈皮、芍药、牡丹皮、栀子、泽泻、贝母

（235）左金丸（《丹溪心法》）吴茱萸、黄连

（236）失笑散（《和剂局方》）蒲黄、五灵脂

（237）调营敛肝饮（《医醇賸义》）当归、白芍、川芎、枸杞、五味子、枣仁、茯苓、陈皮、木香、生姜、大枣、蛤粉炒阿胶

（238）大建中汤（《金匮要略》）川椒、干姜、人参、饴糖

（239）良附丸（《良方集腋》）高良姜、香附

（240）香砂六君子汤（《和剂局方》）人参、白术、茯苓、甘草、陈皮、半夏、木香、砂仁

（241）温胆汤（《千金方》）半夏、橘红、茯苓、甘草、竹茹、枳实

（242）四君子汤（《和剂局方》）人参、白术、茯苓、甘草

（243）正气天香散（《保命歌括》）乌药、香附、干姜、苏叶、陈皮

（244）保和丸（《丹溪心法》）神曲、山楂、茯苓、半夏、陈皮、连翘、莱菔子

（245）新定吴茱萸汤（《金匮翼》）人参、吴茱萸、黄连、茯苓、半夏、木瓜

（246）少腹逐瘀汤（《医林改错》）小茴、干姜、玄胡、没药、当归、川芎、官桂、赤芍、蒲黄、五灵脂

（247）肾着汤（《金匮要略》）甘草、干姜、茯苓、白术

（248）加味二妙汤（验方）黄柏、苍术、牛膝、槟榔、泽泻、木瓜、乌药、当归、黑豆、生姜

（249）左归丸（《景岳全书》）熟地、山药、山萸肉、枸杞、菟丝子、鹿胶、龟胶、牛膝

（250）身痛逐瘀汤（《医林改错》）牛膝、地龙、秦艽、羌活、川芎、当归、香附、甘草、桃仁、没药、五灵脂、红花

（251）藿香正气散（《和剂局方》）藿香、厚朴、苏叶、大腹皮、白芷、茯苓、白术、半夏曲、桔梗、甘草、生姜、大枣、陈皮

（252）小半夏加茯苓汤（《金匮要略》）半夏、生姜、茯苓

（253）四七汤（《和剂局方》）苏叶、半夏、厚朴、茯苓、生姜、大枣

（254）丁香散（《医统》）丁香、柿蒂、高良姜、甘草

（255）益胃汤（《温病条辨》）沙参、麦冬、生地、玉竹、冰糖

（256）启膈散（《医学心悟》）沙参、茯苓、丹参、川贝、郁金、砂仁壳、荷叶蒂、杵头糠

（257）通幽汤（《兰室秘藏》）生地、熟地、桃仁、红花、当归、甘草、升麻

（258）补气运脾汤（《统旨方》）人参、白术、茯苓、甘草、陈皮、半夏曲、黄芪、砂仁、生姜、大枣

（259）丁香透膈散（《和剂局方》）丁香、人参、白术、甘草、砂仁、木香、白蔻、神曲、麦芽、香附

（260）附子理中汤（《和剂局方》）附子、干姜、人参、白术、甘草

（261）大半夏汤（《金匮要略》）半夏、人参、白蜜

（262）胃苓汤（《证治准绳》）苍术、厚朴、陈皮、甘草、白术、茯苓、猪苓、泽泻、桂枝

（263）四神丸（《证治准绳》）补骨脂、肉豆蔻、五味子、吴茱萸

（264）痛泻要方（《景岳全书》）防风、白术、陈皮、白芍

（265）芍药汤（《宣明论》）芍药、黄芩、黄连、当归、肉桂、甘草、槟榔、木香、大黄

（266）开噤散（《医学心悟》）人参、黄连、石菖蒲、丹参、石莲子、茯苓、陈皮、冬瓜子、陈米、荷叶蒂

（267）真人养脏汤（《卫生宝鉴》）诃子、罂粟壳、肉豆蔻、当归、白术、白芍、人参、木香、官桂、甘草

（268）千金温脾汤（《千金方》）人参、大黄、甘草、干姜、附子

（269）黄芪汤（《金匮翼》）黄芪、陈皮、麻仁、白蜜

（270）润肠丸（《沈氏尊生书》）当归、生地、麻仁、桃仁、枳壳

（271）半硫丸（《和剂局方》）半夏、硫黄

（272）六磨汤（《证治准绳》）沉香、木香、槟榔、乌药、枳实、大黄

（273）通脉四逆加猪胆汁汤（《伤寒论》）甘草、干姜、附子、猪胆汁

（274）蚕矢汤（《霍乱论》）蚕砂、木瓜、薏苡仁、大豆卷、黄连、半夏、黄芩、通草、吴茱萸、栀子

（275）茵陈五苓散（《金匮要略》）茵陈、桂枝、茯苓、白术、泽泻、猪苓

（276）千金犀角散（《千金方》）犀角、黄连、升麻、栀子、茵陈

（277）人参养营汤（《和剂局方》）人参、黄芪、白术、茯苓、甘草、当归、白芍、熟地、陈皮、桂心、五味子、远志、生姜、大枣

（278）越婢加术汤（《金匮要略》）麻黄、石膏、甘草、生姜、大枣、白术

（279）五皮饮（《中藏经》）桑皮、茯苓皮、陈皮、大腹皮、生姜皮

（280）疏凿饮子（《济生方》）商陆、泽泻、赤小豆、椒目、木通、茯苓皮、大腹皮、槟榔、生姜、羌活、秦艽

（281）实脾饮（《济生方》）附子、干姜、白术、甘草、厚朴、木香、草果、大腹皮、木瓜、茯苓、生姜、大枣

（282）济生肾气丸（《济生方》）地黄、山药、山萸肉、茯苓、牡丹皮、泽泻、附子、肉桂、牛膝、车前子

（283）消渴方（《丹溪心法》）黄连、花粉、生地汁、藕汁、牛乳

（284）六味地黄丸（汤）（《小儿药证直诀》）熟地、山萸肉、山药、牡丹皮、泽泻、茯苓

（285）济生菟丝子丸（《济生方》）菟丝子、肉苁蓉、牡蛎、附子、五味子、鹿茸、鸡内金、桑螵蛸、益智仁、乌药、山药

（286）桑螵蛸散（《本草衍义》）桑螵蛸、龟版、龙骨、人参、茯神、远志、当归、菖蒲

（287）固脬汤（《沈氏尊生书》）桑螵蛸、黄芪、沙苑子、山萸肉、当归、茯神、芜蔚子、白芍、升麻、羊脬

（288）知柏地黄丸（汤）（《医宗金鉴》）熟地、山药、山萸肉、泽泻、牡丹皮、茯苓、知母、黄柏

（289）八正散（《和剂局方》）木通、车前子、萹蓄、瞿麦、滑石、甘草、大黄、栀子

（290）清肺饮（《证治汇补》）茯苓、黄芩、桑皮、麦冬、车前子、栀子、木通

（291）代抵当汤（丸）（《证治准绳》）大黄、当归、生地、山甲、芒硝、桃仁、肉桂

（292）牛膝膏（《证治准绳》）牛膝

（293）石苇散（《证治汇补》）石苇、滑石、冬葵子、瞿麦、车前子

（294）沉香散（《金匮翼》）沉香、石苇、滑石、当归、陈皮、白芍、冬葵子、甘草、王不留行

（295）萆薢饮（《医学心悟》）萆薢、石苇、车前子、茯苓、灯心、莲子、石菖蒲、黄柏、文蛤粉

（296）加味六味丸（验方）熟地、山药、山萸肉、泽泻、牡丹皮、茯苓、莲须、龙骨、牡蛎、菟丝子、五味子、芡实

（297）萆薢分清饮（《直指方》）萆薢、石菖蒲、乌药、益智仁、茯苓、甘草梢、食盐

（298）鹿茸补涩丸（《沈氏尊生书》）人参、鹿茸、菟丝子、桑螵蛸、莲肉、

茯苓、肉桂、山药、附子、桑皮、龙骨、补骨脂、五味子、黄芪

（299）大秦艽汤（《保命集》）秦艽、石膏、甘草、川芎、当归、芍药、羌活、独活、防风、黄芩、白芷、生地、熟地、白术、茯苓、细辛

（300）羚羊角汤（《医醇賸义》）羚角、龟版、生地、牡丹皮、白芍、柴胡、薄荷、蝉衣、菊花、夏枯草、石决明

（301）导痰汤（《济生方》）半夏、陈皮、茯苓、甘草、枳实、南星

（302）补阳还五汤（《医林改错》）当归、川芎、赤芍、桃仁、红花、黄芪、地龙

（303）牵正散（《杨氏家藏方》）白附子、僵蚕、全蝎

（304）解语丹（《医学心悟》）白附子、石菖蒲、远志、天麻、全蝎、羌活、南星、木香、甘草

（305）地黄饮子（《宣明论》）熟地、麦冬、五味子、山萸肉、官桂、附子、巴戟天、肉苁蓉、菖蒲、远志、茯苓、石斛

（306）杞菊地黄丸（《医级》）熟地、山药、山萸肉、泽泻、茯苓、牡丹皮、枸杞、菊花

（307）半夏白术天麻汤（《医学心悟》）半夏、白术、天麻、陈皮、茯苓、甘草

（308）搐鼻散（《医学心悟》）细辛、皂角、半夏

（309）五磨饮子（《医方集解》）乌药、沉香、槟榔、枳实、木香

（310）通瘀煎（《景岳全书》）当归、红花、山楂、香附、乌药、青皮、木香、泽泻

（311）神术散（《医学心悟》）苍术、陈皮、厚朴、甘草、藿香、砂仁

（312）耳聋左慈丸（《医宗己任篇》）地黄、山药、山萸肉、牡丹皮、茯苓、泽泻、磁石、五味子

（313）益气聪明汤（《证治准绳》）人参、黄芪、黄柏、升麻、蔓荆子、葛根、芍药、甘草

（314）三才封髓丹（《卫生宝鉴》）天冬、地黄、人参、黄柏、砂仁、甘草

（315）济生秘精丸（《济生方》）菟丝子、韭子、牡蛎、龙骨、五味子、桑螵蛸、白石脂、茯苓

（316）金锁固精丸（《医方集解》）芡实、莲须、沙苑子、龙骨、牡蛎、莲子

（317）猪肚丸（《卫生宝鉴》）白术、苦参、牡蛎、猪肚

（318）五子衍宗丸（《丹溪心法》）枸杞子、覆盆子、菟丝子、五味子、车前子

（319）赞育丹（《景岳全书》）熟地、白术、当归、枸杞、杜仲、仙茅、巴戟天、山萸肉、韭子、淫羊藿、肉苁蓉、蛇床子、附子、肉桂

（320）磁朱丸（《千金方》）磁石、朱砂

（321）朱砂安神丸（《东垣十书》）黄连、生地、当归、甘草、辰砂

（322）安神定志丸（《医学心悟》）茯苓、茯神、远志、人参、石菖蒲、龙齿

（323）酸枣仁汤（《金匮要略》）枣仁、知母、川芎、茯苓、甘草

（324）平胃散（《和剂局方》）苍术、厚朴、陈皮、甘草

（325）枕中丹（《千金方》）龟版、龙骨、远志、菖蒲

（326）防风汤（《宣明论》）防风、秦艽、葛根、麻黄、当归、赤苓、杏仁、黄芩、甘草

（327）乌头汤（《金匮要略》）川乌、麻黄、芍药、黄芪、甘草

（328）薏苡仁汤（《类证治裁》）薏苡仁、川芎、当归、麻黄、桂枝、羌活、独活、防风、川乌、苍术、甘草、生姜

（329）白虎加桂枝汤（《金匮要略》）石膏、甘草、知母、粳米、桂枝

（330）千金犀角汤（《千金方》）犀角、羚角、前胡、黄芩、栀子、大黄、升麻、射干、豆豉

（331）二妙丸（《丹溪心法》）苍术、黄柏

（332）虎潜丸（《医方集解》）龟版、黄柏、知母、熟地、当归、白芍、锁阳、陈皮、牛膝、虎骨

（333）加味二妙散（《丹溪心法》）黄柏、苍术、牛膝、当归、防己、萆薢、龟版

（334）鸡鸣散（《朱氏集验方》）槟榔、陈皮、木瓜、吴茱萸、苏叶、桔梗、生姜、连皮

（335）吴茱萸汤（《金匮翼》）吴茱萸、木瓜、槟榔、

（336）犀角散（《圣惠方》）犀角、枳壳、防风、沉香、苏叶、槟榔、麦冬、

木香、赤苓

（337）牛黄清心丸（《痘疹世医心法》）牛黄、黄连、黄芩、栀子、郁金、辰砂

（338）八珍汤（《和剂局方》）人参、白术、茯苓、甘草、熟地、当归、白芍、川芎

（339）玉真散（《外科正宗》）防风、南星、白芷、天麻、羌活、白附子

（340）五虎追风散（《晋南史全恩家传方》）蝉衣、南星、天麻、全蝎、僵蚕

（341）顺气导痰汤（验方）半夏、陈皮、茯苓、甘草、枳实、胆星、木香、香附、生姜

（342）白金丸（《本事方》）白矾、郁金

（343）养心汤（《证治准绳》）黄芪、茯苓、茯神、当归、川芎、甘草、半夏曲、柏子仁、枣仁、远志、五味子、人参、肉桂

（344）生铁落饮（《医学心悟》）天冬、麦冬、贝母、胆星、橘红、远志、石菖蒲、连翘、茯苓、茯神、玄参、钩藤、丹参、辰砂、生铁落

（345）礞石滚痰丸（《养生主论》）礞石、沉香、大黄、黄芩、朴硝

（346）二阴煎（《景岳全书》）生地、玄参、麦冬、枣仁、甘草、茯苓、黄连、木通、灯草

（347）千金定志丸（《千金方》）人参、茯神、石菖蒲、远志、甘草

（348）定痫丸（《医学心悟》）天麻、川贝、胆星、半夏、陈皮、茯苓、茯神、丹参、麦冬、菖蒲、远志、全蝎、僵蚕、琥珀、辰砂、竹沥、姜汁、甘草

（349）大黄牡丹皮汤（《金匮要略》）大黄、牡丹皮、桃仁、瓜子、芒硝

（350）金鉴薏苡仁汤（《医宗金鉴》）薏苡仁、瓜蒌、牡丹皮、桃仁、赤芍

（351）牡丹皮汤（《外科正宗》）牡丹皮、桃仁、薏苡仁、甘草、赤芍、人参、黄芪、当归、川芎、肉桂、木香、白芷

（352）暖肝煎（《景岳全书》）肉桂、小茴、茯苓、乌药、枸杞、当归、沉香、生姜

（353）天台乌药散（《医学发明》）乌药、木香、小茴、高良姜、槟榔、青皮、川楝子

（354）导气汤（《和剂局方》）川楝子、木香、茴香、吴茱萸

（355）橘核丸（《济生方》）橘核、海藻、昆布、海带、川楝子、厚朴、木通、枳实、玄胡、桂心、木香

（356）大七气汤（《医学入门》）青皮、陈皮、桔梗、藿香、桂枝、甘草、三棱、莪术、香附、益智仁

（357）膈下逐瘀汤（《医林改错》）桃仁、牡丹皮、赤芍、乌药、玄胡、当归、川芎、五灵脂、红花、香附、甘草、枳壳

（358）木香顺气散（《沈氏尊生书》）木香、青皮、陈皮、甘草、桂心、川芎、枳壳、厚朴、乌药、香附、苍术、砂仁

（359）中满分消饮（《兰室秘藏》）厚朴、枳实、黄连、黄芩、知母、半夏、陈皮、茯苓、猪苓、泽泻、砂仁、干姜、姜黄、人参、白术、甘草

（360）调营饮（《证治准绳》）莪术、川芎、当归、玄胡、赤芍、瞿麦、大黄、槟榔、陈皮、大腹皮、葶苈子、赤苓、桑皮、细辛、官桂、甘草

（361）化瘀汤（验方）当归、牡丹皮、赤芍、红花、桃仁、丹参、山甲、泽泻、白术、青皮、牡蛎

（362）奔豚汤（《金匮要略》）甘草、当归、川芎、芍药、葛根、甘李根白皮、半夏、黄芩、生姜

（363）茯苓桂枝甘草大枣汤（《伤寒论》）茯苓、桂枝、甘草、大枣

（364）四逆散（《伤寒论》）柴胡、芍药、枳实、甘草

（365）半夏厚朴汤（《金匮要略》）半夏、厚朴、茯苓、苏叶、生姜

（366）甘麦大枣汤（《金匮要略》）甘草、小麦、大枣、

（367）截疟七宝饮（《简易方》）常山、草果、厚朴、槟榔、青皮、陈皮、甘草

（368）常山饮（《和剂局方》）高良姜、乌梅、知母、常山、甘草、草果

（369）加味不换金正气散（验方）厚朴、苍术、陈皮、甘草、半夏、藿香、佩兰、草果、槟榔、菖蒲、荷叶

（370）清瘴汤（验方）陈皮、半夏、茯苓、枳实、竹茹、黄芩、黄连、柴胡、青蒿、知母、常山、益元散

（371）何人饮（《景岳全书》）何首乌、人参、当归、陈皮、生姜

（372）鳖甲煎丸（《金匮要略》）鳖甲、乌扇（即射干）、黄芩、柴胡、鼠妇（即地虱）、干姜、大黄、芍药、桂枝、葶苈、石苇、厚朴、牡丹皮、瞿麦、紫葳、半夏、人参、䗪虫、阿胶、蜂窝、赤硝、蜣螂、桃仁

（373）追虫丸（《证治准绳》）槟榔、雷丸、木香、苦楝根皮、皂荚、黑丑、茵陈

（374）化虫丸（《和剂局方》）鹤虱、苦楝根皮、槟榔、芜荑、枯矾、使君子

（375）使君子大黄粉（验方）使君子、大黄

（376）槟榔汤（验方）槟榔

（377）榧子散（验方）榧子、槟榔、芜荑、酒

（378）先期汤（《济阴纲目》）生地、当归、白芍、川芎、黄柏、知母、黄连、黄芩、阿胶、艾叶、香附、甘草

（379）清经汤（《傅青主女科》）牡丹皮、地骨皮、白芍、熟地、青蒿、茯苓、黄柏

（380）温经汤（《妇人大全良方》）当归、川芎、芍药、人参、甘草、牛膝、桂心、莪术、牡丹皮

（381）大营煎（《景岳全书》）当归、熟地、枸杞、甘草、牛膝、肉桂、杜仲

（382）七制香附丸（《医学入门》）香附、当归、莪术、牡丹皮、艾叶、乌药、川芎、玄胡、三棱、柴胡、红花、乌梅

（383）固阴煎（《景岳全书》）人参、熟地、山药、山萸肉、菟丝子、远志、五味子、甘草

（384）桃红四物汤（《医宗金鉴》）桃仁、红花、熟地、当归、芍药、川芎

（385）归芍六君子汤（《和剂局方》）当归、芍药、人参、白术、茯苓、甘草、半夏、陈皮

（386）举元煎（《景岳全书》）人参、黄芪、白术、甘草、升麻

（387）人参滋血汤（《产宝百问》）人参、山药、茯苓、熟地、当归、川芎、芍药

（388）过期饮（《证治准绳》）桃仁、红花、熟地、当归、白芍、香附、甘草、莪术、木通、肉桂、川芎

（389）清经四物汤（《古今医鉴》）当归、白芍、生地、牡丹皮、黄芩、黄连、

黄柏、知母、阿胶、艾叶、香附、甘草、牛膝

（390）活血润燥生津汤（《丹溪心法》）桃仁、红花、生地、当归、白芍、天冬、麦冬、花粉

（391）约营煎（《景岳全书》）生地、芍药、甘草、续断、地榆、黄芩、槐花、荆芥、乌梅

（392）健固汤（《傅青主女科》）人参、白术、茯苓、薏苡仁、巴戟天

（393）桂枝四物汤（《医宗金鉴》）桂枝、甘草、生姜、大枣、芍药、当归、川芎、熟地

（394）加味地骨皮饮（《医宗金鉴》）地骨皮、牡丹皮、胡连、生地、当归、白芍、川芎

（395）血府逐瘀汤（《医林改错》）桃仁、红花、当归、川芎、赤芍、牛膝、生地、枳壳、甘草、桔梗、柴胡

（396）三才大补丸（《素庵医要》）人参、黄芪、白术、熟地、川芎、白芍、当归、香附、艾叶、杜仲、补骨脂、阿胶、山药

（397）调肝汤（《傅青主女科》）山药、阿胶、当归、白芍、山萸肉、巴戟天、甘草

（398）加减五积散（《医学正印》）白芍、当归、川芎、苍术、厚朴、陈皮、甘草、麻黄、羌活、独活、白芷、官桂、枳壳、桔梗、半夏、牛膝

（399）麻黄四物汤（《医宗金鉴》）麻黄、桂枝、杏仁、甘草、生姜、大枣、熟地、当归、川芎、白芍

（400）乌药顺气散（《万氏妇科》）乌药、僵蚕、白芷、陈皮、枳壳、干姜、甘草、麻黄、生姜、葱

（401）小营煎（《景岳全书》）当归、熟地、芍药、山药、枸杞、甘草

（402）补肾地黄丸（《素庵医要》）熟地、山药、山萸肉、泽泻、牡丹皮、茯神、知母、黄柏、远志、枣仁、玄参、麦冬、竹叶、龟版、桑螵蛸

（403）乌药散（《妇人大全良方》）乌药、莪术、桂心、当归、桃仁、青皮、木香

（404）治湿痰方（《丹溪心法》）苍术、白术、半夏、茯苓、滑石、香附、川

芎、当归

（405）清热固经汤（《简明中医妇科学》）生地、地骨皮、龟版、牡蛎、阿胶、栀子、地榆、黄芩、藕节、棕炭、甘草

（406）逐瘀止崩汤（《安徽中医验方选集》）当归、川芎、三七、丹参、没药、五灵脂、牡丹皮、艾叶、阿胶、乌贼骨、龙骨、牡蛎

（407）温胞饮（《傅青主女科》）人参、白术、巴戟天、杜仲、山药、菟丝子、芡实、肉桂、附子、补骨脂

（408）完带汤（《傅青主女科》）人参、苍术、白术、甘草、陈皮、山药、柴胡、车前子、荆芥、白芍

（409）内补丸（《女科切要》）鹿茸、菟丝子、沙苑子、黄芪、肉桂、桑螵蛸、肉苁蓉、附子、白蒺藜、紫菀

（410）止带方（《世补斋不谢方》）猪苓、茯苓、泽泻、车前子、茵陈、赤芍、牡丹皮、黄柏、栀子、牛膝

（411）苏叶黄连汤（《温热经纬》）苏叶、黄连

（412）艾附暖宫丸（《沈氏尊生书》）艾叶、香附、当归、续断、吴茱萸、川芎、白芍、熟地、黄芪、官桂、醋

（413）胶艾汤（《金匮要略》）生地、当归、芍药、川芎、阿胶、艾叶、甘草

（414）胎元饮（《景岳全书》）人参、白术、熟地、当归、芍药、杜仲、陈皮、甘草

（415）寿胎丸（《医学衷中参西录》）菟丝子、续断、桑寄生、阿胶

（416）泰山磐石散（《景岳全书》）人参、白术、甘草、熟地、白芍、当归、川芎、黄芪、续断、黄芩、砂仁、糯米

（417）保阴煎（《景岳全书》）生地、熟地、山药、续断、黄芩、黄柏、甘草、芍药

（418）圣愈汤（《东垣十书》熟地、当归、白芍、川芎、人参、黄芪、杜仲、砂仁、续断、桑寄生

（419）人参麦冬散（《妇人秘科》）人参、麦冬、茯苓、黄芩、知母、生地、甘草、竹茹

（420）竹沥汤（《千金方》）竹沥、麦冬、黄芩、茯苓、防风

（421）白术散（《全生指迷方》）白术、陈皮、茯苓皮、大腹皮、生姜皮

（422）天仙藤散（《妇人大全良方》）天仙藤、香附、陈皮、甘草、乌药、生姜、木瓜、苏叶

（423）钩藤汤（《妇人大全良方》）钩藤、当归、茯神、人参、桑寄生、桔梗

（424）羚羊角散（《本事方》）羚角、独活、枣仁、五加皮、薏苡仁、防风、当归、川芎、茯神、杏仁、木香、甘草、生姜

（425）外台葛根汤（《外台秘要》）葛根、贝母、牡丹皮、防己、防风、当归、川芎、肉桂、茯苓、泽泻、甘草、独活、石膏、人参

（426）紫苏饮（《本事方》）紫苏叶、陈皮、大腹皮、当归、白芍、川芎、人参、甘草

（427）阿胶养血汤（《中医妇科治疗学》）阿胶、生地、麦冬、沙参、旱莲草、女贞子、桑寄生

（428）益气导溺汤（《中医妇科治疗学》）党参、白术、扁豆、茯苓、桂枝、升麻、桔梗、通草、乌药

（429）茯苓散（《简易方》）赤苓、冬葵子

（430）冬葵子散（《济阴纲目》）冬葵子、栀子、滑石、木通

（431）当归贝母苦参丸（《金匮要略》）当归、贝母、苦参

（432）益气止淋汤（《女科正宗》）人参、黄芪、白术、茯苓、麦冬

（433）疗儿散（《傅青主女科》）人参、当归、川牛膝、乳香、鬼臼

（434）脱花煎（《景岳全书》）当归、川芎、肉桂、牛膝、车前子、红花

（435）难产方（验方）黄芪、当归、茯神、党参、龟版、川芎、白芍、枸杞

（436）宫外孕汤（验方）丹参、赤芍、桃仁、乳香、没药

（437）加参生化汤（《傅青主女科》）人参、当归、川芎、甘草、桃仁、炮姜、大枣

（438）益母丸（验方）益母草

（439）黑神散（《和剂局方》）熟地、当归、芍药、蒲黄、肉桂、炮姜、甘草、黑豆、童便、酒

（440）肠宁汤（《傅青主女科》）当归、熟地、人参、麦冬、阿胶、山药、续断、甘草、肉桂

（441）内补当归建中汤（《千金方》）当归、桂枝、芍药、甘草、生姜、大枣、饴糖

（442）香桂丸（《医略六书》）木香、桂心、当归、川芎、荷叶

（443）加味当归补血汤（《医理真传》）黄芪、当归、鹿茸、麦芽、黑姜、甘草、葱、酒

（444）清魂散（《证治准绳》）人参、荆芥、泽兰、川芎、甘草

（445）香艾芎归饮（《中医妇科治疗学》）香附、艾叶、玄胡、当归、川芎

（446）生化汤（《傅青主女科》）当归、川芎、桃仁、黑姜、甘草、童便、黄酒

（447）佛手散（《普济本事方》）当归、川芎

（448）华佗愈风散（《本事方》）荆芥、酒

（449）止痉散（验方）全蝎、蜈蚣

（450）黄芪当归散（《正宗金鉴》）黄芪、当归、人参、白术、白芍、甘草、生姜、大枣、猪尿胞

（451）补气通脬饮（《女科辑要》）黄芪、麦冬、通草

（452）木通散（《妇科玉尺》）木通、滑石、冬葵子、槟榔、枳壳、甘草

（453）通乳丹（《傅青主女科》）人参、黄芪、当归、麦冬、木通、桔梗、猪蹄

（454）下乳涌泉散（《清太医院配方》）当归、白芍、生地、川芎、柴胡、青皮、花粉、漏芦、桔梗、通草、白芷、山甲、甘草、王不留行

（455）十全大补汤（《医学发明》）人参、白术、茯苓、甘草、熟地、当归、芍药、川芎、黄芪、肉桂

（456）毓麟珠（《景岳全书》）人参、白术、茯苓、甘草、熟地、当归、川芎、芍药、菟丝子、杜仲、鹿角霜、川椒

（457）养精种玉汤（《傅青主女科》）熟地、当归、白芍、山萸肉

（458）启宫丸（验方）半夏、苍术、香附、神曲、茯苓、陈皮、川芎

（459）开郁种玉汤（《傅青主女科》）当归、白芍、白术、茯苓、牡丹皮、香

附、花粉

（460）桂枝茯苓丸（《金匮要略》）桂枝、茯苓、牡丹皮、桃仁、赤芍

（461）香棱丸（《济生方》）木香、三棱、丁香、枳壳、莪术、青皮、茴香、川楝子、朱砂、醋

（462）萆薢渗湿汤（《疡科心得集》）萆薢、薏苡仁、黄柏、赤苓、牡丹皮、泽泻、滑石、通草

（463）蛇床子洗方（《疡医大全》）蛇床子、花椒、白矾

（464）搨痒汤（《疡医大全》）鹤虱、苦参、威灵仙、当归、蛇床子、狼牙

（465）宣毒发表汤（《医宗金鉴》）升麻、葛根、前胡、桔梗、枳壳、荆芥、防风、薄荷、木通、连翘、牛蒡子、竹叶、甘草

（466）清解透表汤（验方）西河柳、蝉衣、葛根、升麻、连翘、银花、紫草、桑叶、菊花、牛蒡子、甘草

（467）牛蒡甘桔汤（验方）牛蒡子、连翘、玄参、桔梗、射干、山豆根、黄芩、黄连、栀子、甘草

（468）清咽下痰汤（验方）玄参、桔梗、甘草、牛蒡子、贝母、瓜蒌、马兜铃、荆芥、射干

（469）回阳急救汤（《伤寒六书》）附子、干姜、桂心、党参、白术、茯苓、甘草、陈皮、半夏、五味子、麝香

（470）加味清毒饮（《医宗金鉴》）荆芥、防风、牛蒡子、升麻、甘草、赤芍、连翘、山楂

（471）腊梅解毒汤（验方）腊梅花、连翘、银花、菊花、牛蒡子、车前草、赤芍、防风、甘草、黄连、薏苡仁

（472）桑白皮汤（《景岳全书》）桑皮、半夏、苏子、杏仁、贝母、黄芩、黄连、栀子

（473）人参五味子汤（《幼幼集成》）人参、白术、茯苓、甘草、五味子、麦冬、生姜、大枣

（474）参附龙牡汤（验方）人参、附子、龙骨、牡蛎

（475）抱龙丸（《小儿药证直诀》）胆星、雄黄、天竺黄、朱砂、麝香

（476）安神丸（《小儿药证直诀》）麦冬、茯苓、山药、马牙硝、朱砂、甘草、龙胆、寒水石

（477）参附龙牡生脉散（验方）人参、附子、龙骨、牡蛎、麦冬、五味子

（478）逐寒荡惊汤（《福幼新编》）胡椒、炮姜、肉桂、丁香、灶心土

（479）木香槟榔丸（《儒门事亲》）木香、槟榔、青皮、陈皮、枳壳、莪术、黄连、黄柏、大黄、香附、牵牛

（480）消疳理脾汤（《医宗金鉴》）神曲、麦芽、槟榔、青皮、陈皮、三棱、莪术、胡连、黄连、芜荑、芦荟、甘草、使君子

（481）金鉴肥儿丸（《医宗金鉴》）人参、白术、茯苓、甘草、黄连、胡连、使君子

（482）集圣丸（《证治准绳》）芦荟、砂仁、夜明砂、木香、陈皮、莪术、使君子、黄连、川芎、干蟾、当归、青皮、五灵脂、猪胆

（483）温下清上汤（验方）附子、黄连、磁石、蛤粉、龙齿、补骨脂、覆盆子、菟丝子、桑螵蛸、莲须、西洋参、缩泉丸

（484）加味六味地黄丸（《医宗金鉴》）熟地、山药、山萸肉、牡丹皮、茯苓、泽泻、麝香、鹿茸、五加皮

（485）乌药散（《小儿药证直诀》）乌药、白芍、香附、高良姜

（486）阿胶鸡子黄汤（《通俗伤寒论》）阿胶、鸡子黄、白芍、石决明、生地、钩藤、茯神、甘草、络石藤、牡蛎

（487）补肾地黄丸（《证治准绳》）熟地、山药、山萸肉、茯苓、泽泻、牡丹皮、牛膝、鹿茸

（488）固真汤（《证治准绳》）人参、白术、茯苓、甘草、黄芪、附子、肉桂、山药

（489）大连翘饮（《医宗金鉴》）连翘、柴胡、荆芥、木通、滑石、栀子、蝉衣、瞿麦、当归、黄芩、赤芍、甘草、防风

（490）补天大造丸（验方）紫河车、鹿茸、虎骨、龟版、补骨脂、枸杞、当归、天冬、麦冬、五味子、菟丝子、牛膝、杜仲、肉苁蓉、生地、山药、茯苓、泽泻、

牡丹皮、山萸肉

（491）宽气散（《医宗金鉴》）杏仁、桑皮、橘红、苏子、枳壳、枇杷叶、麦冬、甘草、葶苈子

（492）枳壳防风丸（《证治准绳》）当归、枳壳、独活、前胡、桂心、大黄、麻黄

（493）清热泻脾散（《医宗金鉴》）生地、栀子、石膏、黄连、黄芩、赤苓、灯芯

（494）冰硼散（《外科正宗》）冰片、硼砂、玄明粉、朱砂

（495）加减清胃散（《医宗金鉴》）生地、牡丹皮、升麻、黄连、石膏、灯芯、银花、连翘

（496）泻心导赤散（《医宗金鉴》）木通、生地、甘草、灯芯、黄连

（497）沆瀣丹（《幼幼集成》）大黄、黄芩、黄柏、黑丑、薄荷、滑石、槟榔、枳壳、连翘、赤芍、川芎

（498）掺脐散（《医宗金鉴》）枯矾、龙骨、麝香

（499）茜根散（《证治准绳》）茜根、地榆、生地、当归、栀子、黄芩、黄连、犀角

（500）龙骨散（《证治准绳》）龙骨、枯矾、胭脂、麝香

（501）犀角消毒饮（《医宗金鉴》）犀角、防风、牛蒡子、甘草、荆芥、银花

（502）金黄散（验方）黄连、胡粉、龙骨

（503）撮风散（《证治准绳》）蜈蚣、钩藤、朱砂、全蝎、僵蚕、麝香、竹沥汁

（504）仙方活命饮（《医宗金鉴》）穿山甲、皂角刺、当归、甘草、银花、赤芍、乳香、没药、花粉、陈皮、防风、贝母、白芷

（505）金黄散（《医宗金鉴》）大黄、黄柏、姜黄、南星、白芷、陈皮、苍术、厚朴、甘草、花粉

（506）透脓散（《外科正宗》）当归、生黄芪、炮山甲、皂角刺

（507）九一丹（《医宗金鉴》）熟石膏、升丹

（508）生肌散（《外科精要》）制炉甘石、滴乳石、滑石、血珀、朱砂、冰片

（509）白玉膏（验方）熟石膏、制炉甘石、麻黄、凡士林

（510）托里消毒散（《医宗金鉴》）人参、黄芪、白术、茯苓、白芍、当归、川

芎、银花、白芷、甘草、皂角刺、桔梗

（511）五神汤（《外科真诠》）茯苓、银花、牛膝、车前、紫花地丁

（512）七三丹（验方）熟石膏、升丹

（513）阳和汤（《外科全生集》）熟地、白芥子、炮姜炭、麻黄、甘草、肉桂、鹿角胶

（514）清骨散（《证治准绳》）银胡、鳖甲、炙甘草、秦艽、青蒿、地骨皮、胡连、知母

（515）独活寄生汤（《千金方》）独活、桑寄生、秦艽、防风、细辛、当归、芍药、川芎、生地、杜仲、牛膝、党参、茯苓、甘草、肉桂

（516）四妙勇安汤（《验方新编》）元参、当归、银花、甘草

（517）顾步汤（《外科真诠》）黄芪、石斛、当归、牛膝、紫花地丁、党参、甘草、银花、蒲公英、菊花

（518）冲和膏（《外科正宗》）紫荆皮、独活、赤芍、白芷、石菖蒲

（519）生肌玉红膏（《外科正宗》）当归、白芷、白蜡、轻粉、甘草、紫草、血竭、麻油

（520）清暑汤（《外科全生集》）连翘、花粉、赤芍、甘草、滑石、车前、银花、泽泻、竹叶

（521）千捶膏（验方）蓖麻子、松香、轻粉、东丹、银朱、茶油

（522）防风通圣散（《宣明论》）防风、荆芥、连翘、麻黄、薄荷、川芎、当归、白芍、白术、山栀、大黄、芒硝、石膏、黄芩、桔梗、甘草、滑石

（523）八二丹（验方）熟石膏、升丹

（524）青黛散（验方）青黛、滑石、石膏、黄柏

（525）玉露膏（验方）芙蓉叶

（526）辛夷清肺饮（《外科正宗》）辛夷、黄芩、山栀、麦冬、百合、石膏、知母、甘草、枇杷叶、升麻

（527）青黛膏（验方）青黛散、凡士林

（528）硫黄软膏（验方）硫黄、酒精、凡士林

（529）消风散（《外科正宗》）当归、生地、防风、蝉衣、知母、苦参、胡麻、荆芥、苍术、牛蒡子、石膏、甘草、木通

（530）红油膏（验方）九一丹、东丹、凡士林

（531）三石散（验方）制炉甘石、熟石膏、赤石脂

（532）三黄洗剂（验方）大黄、黄柏、黄芩、苦参、石炭酸

（533）除湿胃苓汤（《医宗金鉴》）苍术、厚朴、陈皮、猪苓、泽泻、赤茯苓、白术、滑石、防风、山栀、木通、肉桂、甘草、灯芯

（534）黄柏溶液（验方）黄柏、硼酸

（535）二仙汤（验方）仙茅、仙灵脾、当归、巴戟天、知母、黄柏

（536）雄黄膏（验方）雄黄、氧化锌、羊毛脂、凡士林

（537）一号癣药水（验方）土槿皮、大枫子、地肤子、蛇床子、硫黄、白藓皮、枯矾、苦参、樟脑、酒精

（538）二号癣药水（验方）米醋、百部、蛇床子、硫黄、土槿皮、白砒、斑蝥、白国樟、轻粉

（539）神应养真丹（《外科正宗》）当归、川芎、白芍、天麻、羌活、熟地、木瓜、菟丝子

（540）通窍活血汤（《医林改错》）赤芍、川芎、桃仁、红花、老葱、生姜、红枣、麝香、黄酒

（541）七宝美髯丹（邵应节方）制首乌、牛膝、补骨脂、茯苓、菟丝子、当归、枸杞子

（542）清脾散（《审视瑶函》）薄荷、升麻、山栀、赤芍、枳壳、黄芩、陈皮、藿香、防风、石膏、甘草

（543）泻黄散（《小儿药证直诀》）藿香、山栀、石膏、甘草、防风

（544）清胃散（《兰室秘藏》）当归、黄连、生地、牡丹皮、升麻

（545）白薇丸（《审视瑶函》）白薇、石榴皮、防风、白蒺藜、羌活

（546）竹叶泻经汤（《原机启微》）竹叶、柴胡、栀子、羌活、升麻、炙甘草、黄芩、黄连、大黄、茯苓、赤芍、泽泻、草决明、车前

（547）驱风散热饮子（《审视瑶函》）牛蒡子、川芎、连翘、羌活、防风、薄荷、大黄、赤芍、当归、甘草、栀子

（548）千金托里散（《眼科集成》）生黄芪、党参、茯苓、甘草、当归、芍药、川芎、桔梗、银花、白芷、防风、麦冬

（549）泻肺饮（《眼科纂要》）石膏、赤芍、黄芩、桑皮、枳壳、木通、连翘、荆芥、防风、栀子、白芷、羌活、甘草

（550）驱风一字散（《审视瑶函》）炮川乌、川芎、荆芥穗、羌活、防风、薄荷

（551）加减四物汤（《审视瑶函》）生地、赤芍、当归、川芎、苦参、薄荷、连翘、花粉、防风、荆芥、黍粘子

（552）除湿汤（《眼科纂要》）连翘、滑石、车前子、枳壳、黄芩、黄连、木通、陈皮、荆芥、茯苓、防风、甘草

（553）凉血四物汤（《医宗金鉴》）当归、生地、川芎、赤芍、黄芩、赤茯苓、陈皮、红花、甘草、五灵脂、生姜

（554）颠倒散洗剂（验方）硫黄、生大黄、石灰

（555）苍耳子散（《济生方》）白芷、薄荷、辛夷、苍耳子

（556）温肺止流丹（《疡医大全》）人参、荆芥、细辛、诃子、甘草、桔梗、鱼脑骨

（557）黄连滴耳液（验方）黄连、枯矾、冰片、甘油

（558）红棉散（《外科方外奇方》）锻龙骨、枯矾、海螵蛸、胭脂、飞丹、冰片

（559）薄荷连翘方（验方）薄荷、连翘、牛蒡子、银花、竹叶、知母、生地、绿豆衣

（560）疏风清热汤（验方）荆芥、防风、牛蒡子、甘草、银花、连翘、桑皮、赤芍、桔梗、黄芩、花粉、玄参、浙贝母

（561）清咽利膈汤（《喉证全科紫珍集》）连翘、栀子、黄芩、薄荷、牛蒡子、防风、荆芥、玄明粉、玄参、银花、大黄

（562）瓜蒌牛蒡汤（《医宗金鉴》）瓜蒌仁、牛蒡子、花粉、黄芩、陈皮、栀子、连翘、皂刺、银花、甘草、青皮、柴胡

（563）神效瓜蒌散（《医宗金鉴》）瓜蒌、当归、甘草、乳香、没药、酒

（564）开郁散（《洞天奥旨》）柴胡、当归、白芍、白术、茯苓、香附、郁金、天葵草、全蝎、白芥子、炙甘草

（565）逍遥蒌贝散（验方）柴胡、当归、白芍、茯苓、白术、瓜蒌、贝母、半夏、南星、生牡蛎、山慈姑

（566）阳和解凝膏（《外科全生集》）鲜牛蒡子根叶梗、鲜白凤仙梗、川芎、川附、桂枝、大黄、当归、肉桂、草乌、地龙、僵蚕、赤芍、白芷、白敛、白芨、乳香、没药、续断、防风、荆芥、五灵脂、木香、香橼、陈皮、苏合油、麝香、菜油、黄丹

（567）黑退消（经验方）生川乌、生草乌、生南星、生半夏、生磁石、公丁香、肉桂、制乳香、制没药、制松香、硇砂、冰片、麝香

（568）小金片（经验方）制马钱子、地龙、全虫、制附子、姜半夏、五灵脂、制没药、制乳香

（569）消疬丸（《外科真诠》）玄参、煅牡蛎、川贝

（570）香贝养营汤（《医宗金鉴》）香附、贝母、白术、党参、茯苓、陈皮、川芎、熟地、当归、桔梗、甘草、生姜、大枣

（571）犀黄丸（《外科全生集》）犀黄、麝香、乳香、没药、黄米饭、酒

（572）乳岩散（《验方新编》）露蜂房、土楝子、雄鼠粪

（573）大分清饮（《类证治裁》）茯苓、猪苓、泽泻、木通、山栀、车前子、枳壳

（574）前列腺汤（经验方）丹参、泽兰、赤芍、桃仁、红花、乳香、没药、王不留行、青皮、川楝子、小茴香、白芷、败酱草、蒲公英

（575）黄芩清肺饮（《证治准绳》）黄芩、栀子

（576）凉血地黄汤（《外科大成》）生地、当归、地榆、槐角、黄连、花粉、甘草、升麻、赤芍、枳壳、黄芩、荆芥

（577）脏连丸（《证治准绳》）黄连、公猪大肠

（578）止痛如神汤（《医宗金鉴》）秦艽、桃仁、皂角子、苍术、防风、黄柏、当归、泽泻、槟榔、熟大黄

（579）五仁丸（《世医得效方》）杏仁、郁李仁、柏子仁、瓜蒌仁、火麻仁

（580）苦参汤（《疡科心得集》）苦参、蛇床子、白芷、银花、菊花、黄柏、地肤子、菖蒲

（581）消痔散（验方）煅田螺、煅咸橄榄核、冰片

（582）枯痔钉（验方）红砒、明矾、朱砂、雄黄、没药

（583）消痔灵（中国研究院广安门医院方）五倍子、明矾、枸橼酸钠、低分子右旋糖酐、甘油、三氯叔丁醇

（584）黄连膏（《医宗金鉴》）黄连、当归、黄柏、生地、姜黄、麻油、黄蜡

（585）五倍子散（《医宗金鉴》）五倍子、车前草、轻粉、冰片

（586）四海舒肝丸（《疡医大全》）陈皮、青木香、海蛤粉、海带、海藻、昆布、海螵蛸

（587）海藻玉壶汤（《医宗金鉴》）海藻、陈皮、贝母、连翘、昆布、半夏、青皮、独活、川芎、当归、甘草、海带

（588）牛蒡解肌汤（《疡科心得集》）牛蒡子、薄荷、荆芥、连翘、栀子、牡丹皮、石斛、玄参、夏枯草

（589）柴胡清肝汤（《医宗金鉴》）生地、当归、白芍、川芎、柴胡、黄芩、栀子、花粉、防风、牛蒡子、连翘、甘草

（590）通气散坚丸（《医宗金鉴》）人参、桔梗、川芎、当归、花粉、黄芩、枳实、陈皮、半夏、茯苓、胆星、贝母、海藻、香附、石菖蒲、甘草

（591）活血散瘀汤（《医宗金鉴》）当归尾、赤芍、桃仁、大黄、川芎、苏木、牡丹皮、枳壳、瓜蒌仁、槟榔

（592）十全流气饮（《外科正宗》）陈皮、赤苓、乌药、川芎、当归、白芍、香附、甘草、青皮、木香、生姜、大枣

（593）二白散（《外科大成》）生南星、贝母

（594）清肝芦荟丸（《医宗金鉴》）当归、生地、白芍、川芎、黄连、海蛤粉、牙皂、甘草节、昆布、芦荟

（595）调元肾气丸（《医宗金鉴》）生地、山萸肉、山药、牡丹皮、茯苓、泽

泻、麦冬、人参、当归、龙骨、地骨皮、知母、黄柏、砂仁、木香、鹿角胶、蜂蜜

（596）清凉甘露饮（《外科正宗》）犀角、银柴胡、茵陈、石斛、枳壳、麦冬、甘草、生地、黄芩、知母、枇杷叶

（597）和营散坚丸（验方）川芎、白芍、当归、熟地、茯苓、陈皮、桔梗、香附、白术、人参、甘草、昆布、海藻、贝母、升麻、红花、夏枯草、蜂蜜

（598）散肿溃坚汤（《薛氏医案》）柴胡、升麻、龙胆草、黄芩、甘草、桔梗、昆布、当归、白芍、黄柏、葛根、黄连、三棱、木香、花粉

（599）当归补血汤（《内外伤辨惑论》）黄芪、当归